# 放射線検査説明の手引き
### 検査説明書・FAQ・ガイドライン

 日本診療放射線技師会

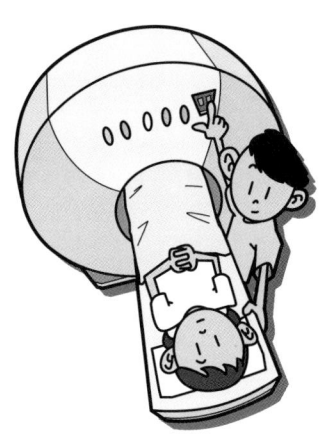

医療科学社

# 序

　チーム医療を推進するため厚生労働省の中に「チーム医療の推進に関する検討会」が平成21年8月に発足した。日本の実情に即した医師と看護師等の協働・連携のあり方を中心に、チーム医療の基本的な考え方、看護師の役割の拡大、看護師以外の医療スタッフ等の役割の拡大、医療スタッフ間の連携の在り方が検討され、とりまとめられた。

　それらをもとに平成22年4月30日厚生労働省医政局長から「医療スタッフの協働・連携によるチーム医療の推進について」（医政発0430第1号）の通知が発せられた。そのなかで診療放射線技師のさらなる役割として、①画像診断における読影の補助を行うこと、②放射線検査等に関する説明・相談を行うことが求められている。さらに同年5月、看護業務検討WGが発足し、看護師の業務範囲、「特定の医行為」の範囲、特定看護師（仮称）の要件、特定看護師（仮称）の養成課程の認定基準について検討している。また、同年10月に看護師以外の専門職を対象としたチーム医療推進方策検討WGが発足し、チーム医療の取り組みの指針となるガイドラインの策定、ガイドラインを活用したチーム医療の普及・推進のための方策、各医療スタッフの業務範囲・役割について、さらなる見直しを適宜検討するための仕組みの在り方について検討している。

　本会では同通知を受けて、放射線検査に関する説明・相談の普及を今まで以上に体系的に取り組むため、放射線検査説明・相談促進委員会を平成23年に発足した。同委員会では診療放射線技師が業務として関わるすべての検査について、標準的な説明書を作成し、患者さんからの質問にも十分な理解が得られるようFAQを作成した。さらに、放射線検査説明に関するガイドラインを作成して、このたび『放射線検査説明の手引き』として本書の上梓に至ったものである。今春、本会編にて発刊された『解らないことだらけの放射線被ばく』と併せて各医療機関で利用し、安心で安全な医療の提供に役立てていただきたい。

　最後に、本書をとりまとめていただいた麻生智彦委員長はじめ委員各位の皆様方、書籍の出版にあたり尽力いただいた医療科学社のスタッフに感謝を申し上げる。

平成25年11月吉日
公益社団法人　日本診療放射線技師会
会長　中澤　靖夫

# 編 集 序

　放射線検査説明・相談は、ごく当たり前のことですが、その意味や範囲、そして奥深さについては、我々診療放射線技師の受け止め方と取り組み方次第で今後の役務や責任について大きく変容するものと考えています。また、この取り組みは始まったばかりであり、積極的な取り組みと積み重ねがとても重要と考えています。

　診療放射線技師における検査説明・相談の在り方、そして最終的な目標は"個別検査説明、検査指導"にあります。そして、このときに重んずべきことは"記録"であると確信しています。個別検査説明、検査指導を実施した記録を残すこと、すなわち、いつ、誰が、何を、どこまで説明（指導）したのかをカルテに記録することです。チーム医療においても患者情報の共有が図られるとともに、国民一人ひとりが安心して質の高い放射線検査を受けていただけることになります。この目標だけに留まることのないよう検討の継続をしていくつもりです。

　我々診療放射線技師においては、本書をご覧いただき、"放射線検査の実施者である自覚を持つこと"、"当たり前のことを分かりやすく、正確で確実に伝えること"を肝に銘じて、まず個人単位や施設単位でできることから、一つひとつ患者説明の展開と実践をお願いします。

　それが国民一人ひとりの健康と診療放射線技師の明るい未来につながる一助となれば幸いです。

平成 25 年 11 月吉日
編著者を代表して
公益社団法人　日本診療放射線技師会
放射線検査説明・相談促進委員会　委員長
麻生　智彦

# 目　次

## 検査説明書 …………………………………………………………………… 1

- ■消化管検査を受けられる方へ……………………………………………… 2
- ■一般撮影検査を受けられる方へ…………………………………………… 4
- ■乳房撮影検査（マンモグラフィ）を受けられる方へ…………………… 6
- ■超音波（エコー・US）検査を受けられる方へ………………………… 8
- ■CT検査を受けられる方へ………………………………………………… 10
- ■MRI検査を受けられる方へ……………………………………………… 12
- ■血管撮影
  - ■脳血管造影検査を受けられる方へ…………………………………… 14
  - ■心臓カテーテル検査を受けられる方へ……………………………… 16
  - ■腹部血管造影検査を受けられる方へ………………………………… 18
- ■歯科
  - ■口内法エックス線撮影（デンタル撮影）を受けられる方へ……… 20
  - ■パノラマエックス線撮影を受けられる方へ………………………… 22
  - ■歯科用CT検査を受けられる方へ…………………………………… 24
- ■核医学検査
  - ■ガリウム（腫瘍・炎症）シンチグラフィ検査を受けられる方へ … 26
  - ■骨シンチグラフィ検査を受けられる方へ…………………………… 28
  - ■脳血流シンチグラフィ検査を受けられる方へ……………………… 30
  - ■PET-CT検査を受けられる方へ…………………………………… 32
- ■CT造影剤（注射）使用の説明書・同意書（例）……………………… 34

## FAQ ……………………………………………………………………… 37

- ■消化管検査FAQ ………………………………………………… 38
- ■一般撮影検査FAQ ……………………………………………… 45
- ■乳房撮影検査（マンモグラフィ）FAQ ……………………… 50
- ■骨塩検査FAQ …………………………………………………… 58
- ■超音波（エコー・US）検査FAQ …………………………… 64
- ■CT検査FAQ …………………………………………………… 68
- ■MRI検査FAQ ………………………………………………… 78
- ■血管撮影FAQ …………………………………………………… 88
- ■口内法エックス線撮影（デンタル撮影）FAQ ……………… 95
- ■パノラマエックス線撮影FAQ ………………………………… 99
- ■歯科用CT検査FAQ …………………………………………… 103
- ■核医学検査FAQ ………………………………………………… 106
- ■PET-CT検査FAQ ……………………………………………… 115

## 放射線検査説明に関するガイドライン ……………………………… 125

- 「単純検査における説明ガイドライン」〈単純撮影（非造影検査）領域〉……… 128
- 「造影検査における説明ガイドライン」〈造影検査領域〉………………… 130
- 「MRI検査における説明ガイドライン」〈MRI検査領域〉……………… 132
- 「核医学検査における説明ガイドライン」〈核医学検査領域〉…………… 135

編著者一覧
　　麻生　智彦（国立がん研究センター中央病院）
　　江端　清和（福井大学大学院）
　　木村　由美（日本診療放射線技師会）
　　谷口　正洋（京都大学医学部附属病院）
　　田村　正樹（東京医療センター）
　　平井　隆昌（国立がん研究センター中央病院）
　　村上　佳宏（苫小牧市立病院）

# 検査説明書

# 消化管検査を受けられる方へ

## 消化管検査とは

・消化管検査は食道と胃、十二指腸を検査する上部消化管検査（胃透視）と大腸の入り口から肛門近くの直腸までを検査する下部消化管検査（注腸）に分けられます。どちらの検査でも造影剤（バリウム）を胃や腸の壁に付着させ、空気を入れることで風船のようにふくらませた腸の内側の壁の細かい状態を観察し撮影します。

## 消化管検査にかかる時間

・胃や腸の形や位置は人によって大きく異なりますので検査時間も個人差があります。上部消化管検査（胃透視）では通常検査が始まると10〜15分程度で終了します。また、下部消化管検査（注腸）は15〜20分程度で終了する場合が多いですが、場合によっては長い時間かかる場合もあります。

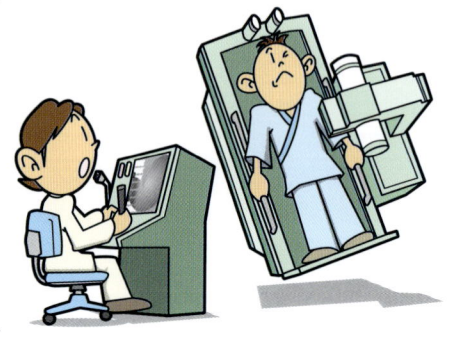

検査の様子

## 注意点

・上部消化管検査（胃透視）では胃を膨らませるために、炭酸ガスを大量に発生させる粒を飲んでいただきます。ゲップ、咳等がしたくなりますが、良い検査のために我慢してください。下部消化管検査（注腸）ではカテーテルと呼ばれる管を肛門より数センチ挿入します。カテーテルから空気を入れるので「オナラ（ガス）」がしたくなりますが、我慢していただきますようお願いいたします。
・上部消化管検査（胃透視）、下部消化管検査（注腸）ともに専用の服に着替えていただきますので、当日は着替えやすい服装でお越しください。

> **禁忌事項** 消化管穿孔があるといわれている方は禁忌です。また、禁忌ではありませんが、検査台の上でカラダの向きを換えていただきますので極端に体調の悪い方や意思疎通の難しい方はこの検査は不向きです。心臓病・腎臓病・妊娠中または妊娠の可能性がある場合は必ず事前にお知らせください。服用中のお薬がある場合は必ず医師にご相談ください。検査中、気分が悪くなった場合はすぐにお知らせください。

|  | 胃透視 | 注腸 |
|---|---|---|
| **検査前**<br>トイレを済ませてください | 上部消化管検査（胃透視）では検査前日の夕食以降絶食にてお願いします。当日は検査終了まで絶飲絶食でお願いします。 | 下部消化管検査（注腸）は検査のための食事をお出しします。この食事以外は食べないでください。水分は十分に取ってください。 |
| **検査中**<br>必要に応じて呼吸を止めていただきます | 胃の検査では「ゲップ、せき、くしゃみ」を我慢してください。 | 大腸検査中は「オナラ」を我慢してください。 |
| **検査後** | 検査後はどんどん「ゲップ」を出してください。 | 検査後はどんどん「オナラ」を出してください。 |

- 検査前に胃腸の動きをおさえるために筋肉注射をする場合があります。この場合はのどが渇いたり、物が見えにくくなったりする場合があります。ほとんどの方は1時間以内に回復しますが、しばらくお休みいただき、車の運転をなさる場合には十分ご注意ください。
- 検査終了後は造影剤（バリウム）を排泄させるため、水分（お茶、ジュース、水等）をいつもより多く飲んでください。水分摂取が少なかった場合、バリウムが体内に残って腸が詰まる原因になります。お茶などを持参していただいても結構です。

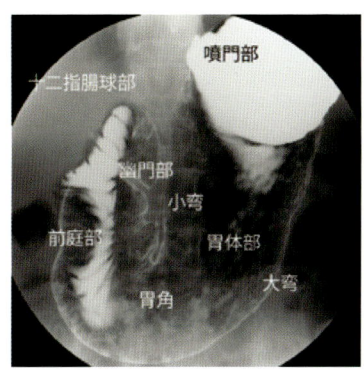
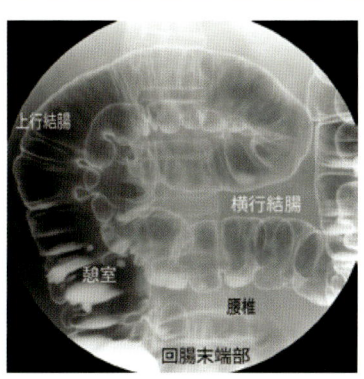

検査や治療の内容によって手順が異なる場合があります。主治医やスタッフからお話しされた内容をご確認ください。

**検査に関するお問い合わせ、または予約の変更などの連絡先　（　　　　　　　　）**

# ● 一般撮影検査を受けられる方へ

## ● 一般撮影検査とは

・エックス線を診たい部位に当てて、カラダを通過した情報から疾患や骨折の有無を調べる検査です。検査部位によって姿勢（立位・臥位）やカラダの向きが異なります。また、より良い画像を撮影するために息止めの合図をすることがありますので、診療放射線技師の指示に従ってください。

## ● 一般撮影検査にかかる時間

・部位によって異なりますが、ひとつの部位の撮影に要する時間は数分です。診たい部位が多くなるほど、検査時間も増えます。
・カラダの静止と呼吸を止めていただく時間は数秒です。詳しく診たい場合の撮影は、いろいろな角度で撮影するため、検査時間が10〜20分程度かかる場合があります。

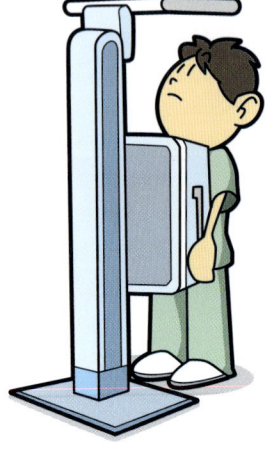

検査の様子

## 注意点

**禁忌事項** 妊娠中または妊娠の可能性がある場合は必ず事前にお知らせください。

| 検査前 | 部位によって脱衣または更衣をお願いする場合があります。着替えやすい服装でお越しください。診断の障害となる固いもの（湿布、ネックレス、ボタン、入歯等）を外していただくことがあります。 |
|---|---|
| 検査中 | 呼吸とカラダの静止の指示（合図）に従ってください。撮影方法により体位（姿勢、カラダの向き）をとるためカラダに触れる場合があります。また、疼痛のある場合は事前にお知らせください。 |
| 検査後 | 特に注意していただくことはありませんが、他の検査がある場合の注意点（飲食、排尿等）をご確認ください。検査前に外した所持品や診察券などを忘れないようにご注意ください。 |

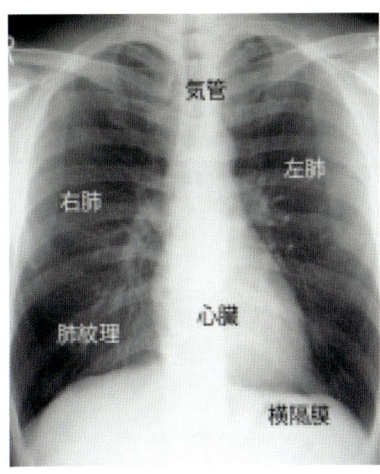 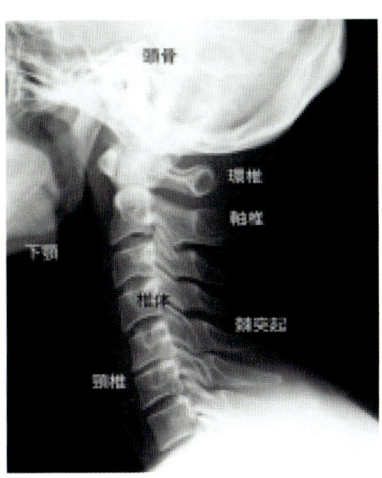

検査や治療の内容によって手順が異なる場合があります。主治医やスタッフからお話しされた内容をご確認ください。
**検査に関するお問い合わせ、または予約の変更などの連絡先　（　　　　　　　　　）**

# ● 乳房撮影検査（マンモグラフィ）を受けられる方へ

## ● 乳房撮影検査（マンモグラフィ）とは

・乳房のエックス線撮影のことです。乳房の特徴を考慮した専用の装置を使用します。通常、乳房全体が撮影フィルムの中にすべて写し出されるように、複数の方向から撮影を行います。触ってもわからないような小さな乳がんはもちろん、しこりをつくらない乳がんを白い影や非常に細かい石灰化の影として写すことができます。

## ● 乳房撮影検査にかかる時間

・一般的に両乳房の2方向撮影の場合、10～15分程度です。カラダを静止していただく時間は数秒です。詳しく診たい場合、拡大撮影するため検査時間が20～30分程度かかる場合があります。

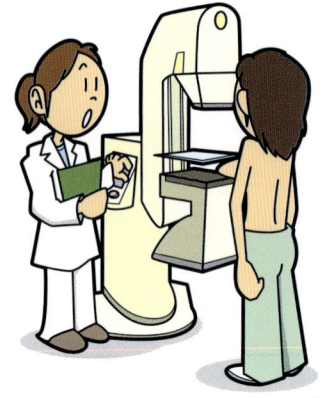

検査の様子

## 注意点

・より良い乳房撮影のために上半身の脱衣をお願いする場合があります。また、メガネやネックレスをカラダから外していただく場合や、制汗剤やパウダー、汗などをよくふき取っていただく場合があります。

| 禁忌事項 | 基本的に禁忌となる方はおりません。<br>妊娠中または妊娠の可能性がある場合は必ず事前にお知らせください。 |

| 検査前 | ご自身で気が付かれたしこりや検診等で指摘された部分を診療放射線技師にお伝えください。手術の傷跡、いぼ、ほくろ等についても事前にお知らせください。 |
|---|---|
| 検査中 | 診たい部分を撮影するために、触診（位置確認）をする場合がありますのでご協力ください。<br>診断に必要な写真を撮るため乳房を圧迫して撮影します。その際に痛みを伴うことがあります。<br>正確な位置で撮影を行うため姿勢の指示やカラダに触れることがありますのでご理解とご協力をお願いします。 |
| 検査後 | 検査終了後は飲食等、特に注意していただくことはありません。<br>ただし、引き続き他の検査がある場合がありますので、飲食や排尿に関してはご確認ください。 |

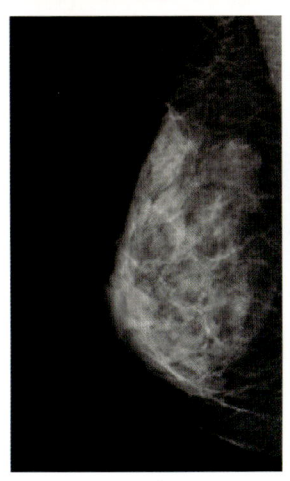

右乳房

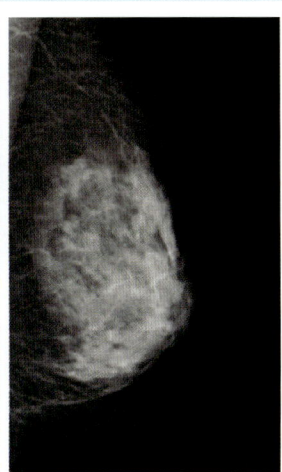

左乳房

検査や治療の内容によって手順が異なる場合があります。主治医やスタッフからお話しされた内容をご確認ください。
**検査に関するお問い合わせ、または予約の変更などの連絡先　（　　　　　　　　　）**

検査説明書　7

# 超音波（エコー・US）検査を受けられる方へ

## ● 超音波検査とは

- ヒトの耳には聞こえない領域（おおよそ2.5〜12メガヘルツ）の音波をカラダに当てて、戻ってくる反射波によって体内の状態を診る検査です。通常は臥位（寝た姿勢）で検査します。必要に応じて座位（座った姿勢）をとる場合もあります。おなか全体、心臓、乳房、甲状腺、首や足（下肢）の血管、関節やあらゆる軟部組織と多くの部位が検査の対象になり、血液の流れる速さや方向を見ることも可能です。超音波自体はカラダに当たっても痛くありませんが、プローブと呼ばれる装置を皮膚に当てて検査するために軽い圧迫を感じます。

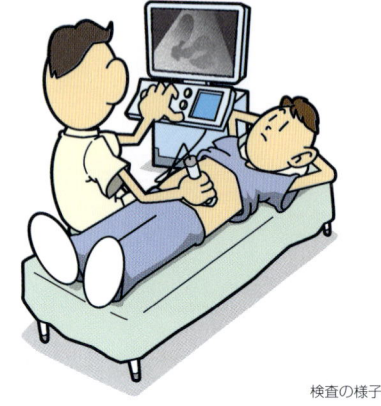

検査の様子

## ● 超音波検査にかかる時間

- 検査の目的部位によって大きく異なります。また、患者さんの状態や検査の目的によって検査にかかる時間は異なります。着替えや横になっていただく時間とは別に、一般的におなかの検査で10〜15分、心臓の検査で30分程度はかかります。

## 注意点

- 検査する部位によって脱衣をお願いする場合があります。検査の必要上、目的の部位より広い範囲に専用のゼリーを塗ります。なるべく最小限の脱衣で検査できるようにしておりますが、服の種類によってはカラダから外していただかなければ検査・診断の障害となってしまうことがあります。当日は更衣（脱衣）しやすい服装にてお越しください。

> **禁忌事項** 基本的に禁忌となる方はおりません。乳幼児・小児・妊娠中の方でも検査可能です。ただし、検査の必要上専用ゼリーを塗ります。皮膚疾患のある方は必ず事前に医師にご相談ください。

| | |
|---|---|
| **検査前** | 検査対象が腹部（おなか）であった場合、検査前日の夕食以降は食べないでください。コーヒー、紅茶、ジュース、牛乳（乳製品）では検査に支障をきたす場合がありますので飲まないでください。水やお茶はおなかの検査であっても飲んでいただいて結構ですので、服用中のお薬がある場合は医師から特別な指示がない限り、いつもどおり服用してください。腹部以外の検査の場合、食事は関係ありません。いつもどおりで結構です。目的臓器によっては尿をためた状態で検査する場合があります。検査前の排尿は必ず職員にご確認ください。 |
| **検査中** | 呼吸に関する合図があった場合はその指示に従ってください。検査ベッドは幅が狭いので落下にご注意ください。 |
| **検査後** | 特にありません。取り外したものをお忘れないようにしてください。 |

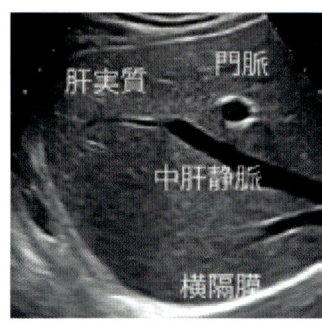 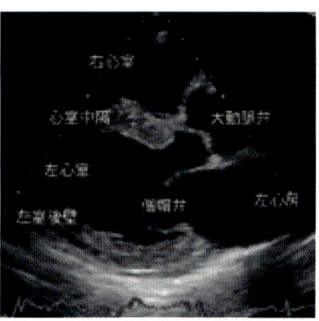

検査や治療の内容によって手順が異なる場合があります。主治医やスタッフからお話しされた内容をご確認ください。
**検査に関するお問い合わせ、または予約の変更などの連絡先　（　　　　　　　　　）**

# CT検査を受けられる方へ

## ● CT検査とは

・CTとはComputed Tomography（コンピュータ断層撮影）の略です。カラダの周りからエックス線を当て、カラダを通過したエックス線情報をコンピュータで解析し、連続した断層写真（輪切りの画像）を得る検査です。最近では、らせん状に連続撮影すること（ヘリカルスキャン）で、全身を一度に検査することも可能です。病変を詳しく診るために腕の静脈からヨード性造影剤という薬を注射しながら撮影することがあります。また、たくさんの薄い断層写真を得ることで、3D画像（立体的な写真）を作ることも可能です。

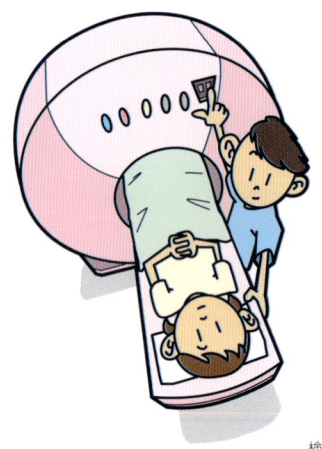

検査の様子

## ● CT検査にかかる時間

・通常検査の時間は10～20分程度です。また、カラダの静止と呼吸を止めていただく時間は、20秒前後です。詳しく診たい場合には、撮影回数を増やしヨード性造影剤を注射する場合がありますので、検査時間が延びることがあります。担当の診療放射線技師にお尋ねください。カラダの静止と呼吸については、適宜に数回指示をします。

## 注意点

| 禁忌事項 | 次項に該当する方は、検査ができない場合があります。事前に診療放射線技師にご確認ください。 |

● ペースメーカや除細動器を装着している（手帳をお持ちください）
● 妊娠、または妊娠している可能性がある
● 過去にヨード性造影剤に対する過敏症（吐き気、かゆみ）があった

## 来院前
- 金属類所持（衣類）
- 食事制限
- 妊娠・妊娠の可能性

造影検査の場合、午前の検査は朝食を、午後の検査は昼食を食べないでください。常用薬をご使用の方は、通常どおり服用してください。

## 検査前
- 予約時間15分前着
- 体外の金属類を外す
- 検査説明

検査部位にあるアクセサリーなどの金属類、エレキバン、使い捨てカイロなどは外していただきます。検査着に着替えていただくことが必要な場合もあります。スタッフの指示に従ってください。造影検査の場合、喘息、アレルギー（食物、薬など）がある方は申し出てください。

## 検査中
- 静かにし、動かない
- 検査時間10〜20分
- マイクで話しができる
- 造影剤は熱く感じる

検査用ベッドに横になり、しばらくすると撮影の合図とともにベッドが移動します。動かないで静かにしていてください。息止めが必要な場合は合図をいたしますので、それに合わせてください。検査中は担当する診療放射線技師とマイクを通して話しができます。何かあれば声をかけてください。造影剤を使う検査では、お薬の影響で身体が熱く感じますが、しばらくすると戻りますので心配しないでください。

## 検査後
- 生活に制限なし
- 造影検査：水分をとる
- 結果：主治医より

食事等、特に注意していただくことはありません。造影剤を使用した場合は、水分制限がなければ、水分（お茶、ジュース、水等）をいつもより多めにとるようにしてください。お薬は尿になって出ます。検査結果は担当医師から報告します。

---

検査や治療の内容によって手順が異なる場合があります。主治医やスタッフからお話しされた内容をご確認ください。

**検査に関するお問い合わせ、または予約の変更などの連絡先　（　　　　　　　　）**

検査説明書　11

# MRI検査を受けられる方へ

## ● MRI検査とは

- MRIはMagnetic Resonance Imaging（磁気共鳴画像）の略です。強力な磁場と電波を使ってカラダの内部の状態を診る検査です。狭いトンネルの中で検査をします。磁場と電波を当てて、出てくる信号を読み取り、いろんな方向の断面画像を作ることができます。
- 検査中、「ドンドン」「コンコン」という大きな音がしますが、傾斜磁場の高速切替えによって発生する音です。心配いりませんので、動かないで静かに横になっていてください。
- カラダを詳しく診るために、腕の静脈から造影剤（ガドリニウム・鉄 製剤）を注射したり、内服薬を使用することがあります。
- 検査室は強い磁場がある管理区域です。安全のために、診療放射線技師の指示に従ってください。

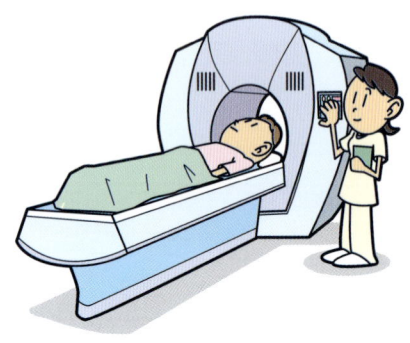

検査の様子

## 注意点

| 禁忌事項 | 次項に該当する方は、検査ができない場合があります。事前に主治医もしくは診療放射線技師にご確認ください。 |

- ●手術により金属等が体内にある（ペースメーカ※・人工内耳※・血管ステント・動脈クリップ・人工関節・歯科インプラント等）
  ※禁忌・禁止ですが、条件付きでMRI検査対応可能なものが最近出てきています。
- ●高度の閉所恐怖症
- ●刺青、マグネット付き義歯
- ●妊娠または妊娠の可能性がある（妊娠3ヶ月以内）

**以下のものは、取り外していただきます**
- ●ヘアピン、ネックレス、イヤリング、エレキバン、カイロ、入れ歯、指輪、財布などの金属類、時計、眼鏡、補聴器、磁気カード類、携帯電話
- ●マスカラ、アイシャドウ、アイライン、コンタクトレンズ、湿布、ニトロダーム、ニコチネル　など

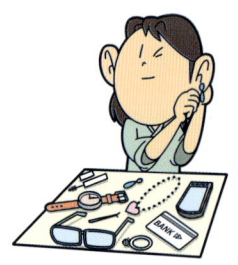

## ● MRI検査にかかる時間

・通常の検査時間は20～30分程度です。また、カラダを動かせない時間は、20分前後です。
・詳しく診る必要がある場合には、撮像回数が増えたり、造影剤を注射する場合がありますので、検査時間が延びることがあります。担当の診療放射線技師におたずねください。

### 来院前
- 体外金属類の所持
- 食事制限

体外および衣類の金属類などは検査の障害となります。禁忌事項を参照いただき、着替えやすい服装でご来院ください。造影検査の場合、午前の検査は朝食を、午後の検査は昼食を食べないでください。常用薬をご使用の方は、通常どおり飲んでください。

### 検査前
- 予約時間15分前着
- 体外の金属類を外す
- 検査説明

カラダにあるアクセサリーなどの金属類、エレキバン、使い捨てカイロなどは外していただきます。検査着に更衣が必要な場合もあります。診療放射線技師の指示に従ってください。造影検査の場合、喘息、アレルギー（食物、薬など）がある方は申し出てください。

### 検査中
- 静かにし、動かない
- 検査時間20～50分
- ナースコールで連絡

撮像中は大きなトンネルの中に入りますが、常に診療放射線技師が安全を確認しながら検査を進めます。大きな音とベッドの振動がありますが心配いりません。カラダを動かさないでください。息止めが必要な場合は、合図をしますので診療放射線技師の指示に従ってください。また、気がすぐれない場合は、お渡しする緊急ボタンでお知らせください。

### 検査後
- 生活に制限なし
- 造影検査：水分をとる
- 結果：主治医より

食事等、特に注意していただくことはありません。造影剤を使用した場合は、水分制限がなければ、水分（お茶、ジュース、水など）をいつもより多めにとるようにしてください。お薬は尿になって出ます。検査結果は担当医師から報告します。

検査や治療の内容によって手順が異なる場合があります。主治医やスタッフからお話しされた内容をご確認ください。

**検査に関するお問い合わせ、または予約の変更などの連絡先　（　　　　　　　　　）**

# 脳血管造影検査を受けられる方へ

## ● 脳血管造影検査とは

・専用の細い管（カテーテル）を動脈に挿入し、その先端を脳の近くへ進めて造影剤を注入することにより、診たい脳の血管を写し出す検査です。
・動脈にこぶができている動脈瘤や、先天的に動・静脈間が直接繋がっている脳動静脈奇形は、くも膜下出血の原因になりますが、この診断や治療に役立ちます。また、脳腫瘍の診断や治療を行う場合もあります。

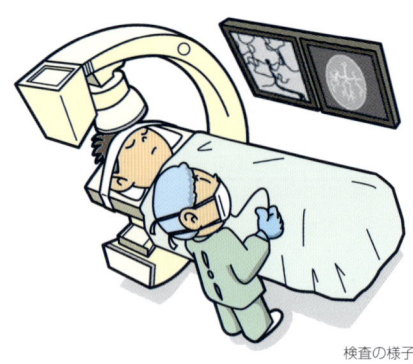

検査の様子

## ● 脳血管造影検査の方法

・カテーテルを挿入する場所は、主に足の付け根の大動脈です。首筋の頸動脈や腕の上腕動脈に直接針を刺す方法もあります。
・撮影は、カテーテルに造影剤を注入し連続した画像を10数秒間撮影します。診断に必要なさまざまな方向からの撮影を数回繰り返します。

## ● 脳血管造影検査にかかる時間

・検査の目的や内容にもよりますが、1～2時間程度です。撮影時は、造影剤によって頭が熱く感じます。
・検査中はカラダを動かさないようにしてください。また撮影時は頭が動かないようにベルトで固定します。撮影中に頭が動いてしまうと画像がぶれてしまいます。

## 注意点

| 禁忌事項 | 次項に該当する方は、検査ができない場合があります。事前に担当医師にご確認ください。<br>●発熱、出血傾向、凝固異常、重篤な造影剤過敏症、腎不全 |
| --- | --- |

| | |
|---|---|
| **検査前** | カテーテルを挿入する部分の体毛を剃ります。検査着を着て、陰部に布を当ててカテーテル挿入部分が不潔にならないようにします。 |
| **検査中** | カテーテルを挿入する場所を消毒し、カラダ全体に滅菌した大きな布をかぶせます。この布の上は清潔を保っているので、手などを出すことができません。<br>局所麻酔の注射をするときに、チクリとした軽い痛みがあります。<br>撮影時は、造影剤を数mL（ミリリットル）急速に注入します。そのときに頭の中が熱く感じますが、一時的なものなので心配しないでください。また、なにか不具合なことがございましたら、そばにいる看護師や医師に話をするようにしてください。 |
| **検査後** | 検査が終了しカテーテルを抜いたあとは、止血のために十数分圧迫をします。病室に戻った後も、ベルトで圧迫したまま数時間ベッド上で安静にしていただきます。<br>まれにカテーテル挿入部位から出血する場合があります。カテーテル挿入部に急な痛みや腫れを感じたときには病棟スタッフにご連絡ください。<br>完全に止血されたことが確認されたら歩行が可能になります。 |

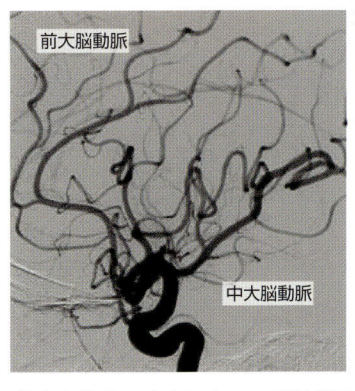

左総頸動脈（側面像）

検査や治療の内容によって手順が異なる場合があります。主治医やスタッフからお話しされた内容をご確認ください。
**検査に関するお問い合わせ、または予約の変更などの連絡先　（　　　　　　　　）**

# 心臓カテーテル検査を受けられる方へ

## 心臓カテーテル検査（心カテ）とは

- 約1～3mmの太さの専用の細い管（カテーテル）を動脈や静脈を通して心臓の各部屋（心房や心室）に挿入し、その中の圧力や送り出す血液量を測定する検査です。また、この管から造影剤を注入して各部屋の働きや弁の状態を観察する検査も行われます。
- 心臓カテーテル検査では選択的冠動脈造影（CAG）が多く行われます。これは、カテーテルを直接冠動脈に挿入し造影剤を注入することによって冠動脈の画像を撮り、動脈硬化などの異常を診断する検査です。
- 心臓は常に動いているため他の部位の血管のエックス線撮影と異なり、1枚の画像では異常を見つけることができないため、連続した動画像として撮影します。

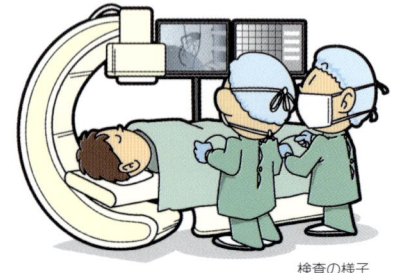

検査の様子

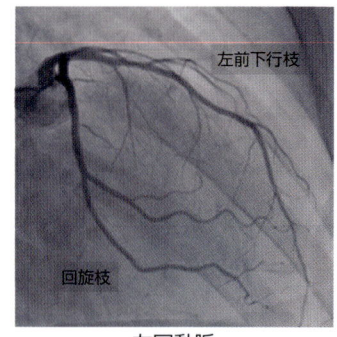

左冠動脈

## 心臓カテーテル検査の方法

- 心臓にカテーテルを進めるために手首や足の付け根などの動脈や静脈にカテーテルを挿入します。
- カテーテルは心房・心室の検査、左右の冠動脈検査によって異なり適宜選択し検査を進めます。
- 診たい部分にエックス線透視を用いながら安全にカテーテルを誘導します。
- 撮影は、機械を操作し造影剤を注入しながら、いろいろな角度の動画像を撮影します。
- 医師、看護師が傍に付き添っていますので、不自由なことやカラダに異常を感じたら申し出てください。

## 注意点

| 禁忌事項 | 次項に該当する方は検査ができない場合があります。事前に担当医師にご確認ください。 |

- ●重症心不全、全身性感染、発熱、出血傾向、凝固異常、重篤な疾患をお持ちの方
- ●造影を行う場合、重篤な造影剤過敏症、腎不全、薬剤でうまく抑えられない不整脈

## ● 心臓カテーテル検査にかかる時間

- 検査時間は、CAGのみで局所麻酔から造影の終了まで30〜60分程度、心臓カテーテル検査の場合は、圧力や血液量の測定も行うため60分程度かかります。医師、診療放射線技師が呼吸を止める指示をしますので従ってください。
- 続けて冠動脈拡張術などの治療を行う場合は、さらに長い時間がかかります。スタッフからの説明を受けてください。

### 検査前
カテーテルを挿入する部分の毛を剃ります。また、陰部に布をあててカテーテル挿入部分が不潔にならないように処理をする場合があります。担当看護師等スタッフが行いますので、指示に従ってください。
薬剤を注射したり造影剤による腎臓への負担を減らすために点滴の注射をします。

### 検査中
カテーテルを挿入する場所を消毒します。その後カラダ全体に滅菌した大きな布をかぶせます。この布の上は清潔を保っているので、手などを出すことができません。カテーテル検査はカテーテルを挿入する部位の局所麻酔のみによって行われます。全身麻酔はしませんので検査の一部始終がわかります。
局所麻酔の注射をするときに、チクリとした軽い痛みを感じるのみです。
撮影のために寝台を動かしたり、撮影装置がカラダや顔に近づいたりします。
また、緊張のために息苦しさ、動悸、胸の圧迫感などを感じる方がいらっしゃいます。必要に応じて精神安定剤を使用する場合もあります。なにか不具合なことがございましたら、そばにいる看護師や医師に話をするようにしてください。

### 検査後
動脈にカテーテルを入れた場合には一定の時間刺入部位を圧迫し出血を予防しなければなりません。足の付け根から挿入した場合には、数時間ベッド上で安静にしていただくことになります。
造影剤を腎臓から早く排泄させるための点滴を行い、感染予防のために抗生物質を使用します。
まれにカテーテル挿入部位から出血する場合があります。カテーテル挿入部に急な痛みや腫れを感じたときには病棟スタッフにご連絡ください。

検査や治療の内容によって手順が異なる場合があります。主治医やスタッフからお話しされた内容をご確認ください。

**検査に関するお問い合わせ、または予約の変更などの連絡先　（　　　　　　　　　）**

検査説明書

# 腹部血管造影検査を受けられる方へ

## ● 腹部血管造影検査とは

- 専用の細い管（カテーテル）を動脈に挿入し、その先端を腹部の各臓器の分枝血管に進めて造影剤を注入することにより、診たい臓器の血管を写し出す検査です。
- 肝臓を栄養している動脈や、腸から肝臓に流れる門脈の流れ、腎臓や骨盤内の血管を連続撮影します。

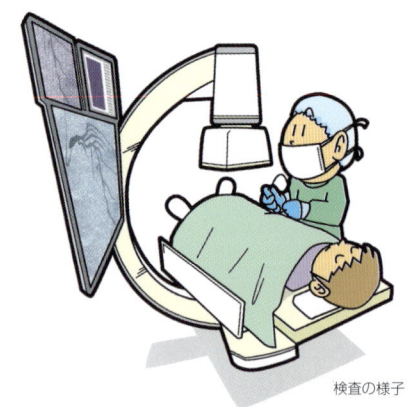

検査の様子

## ● 腹部血管造影検査の方法

- カテーテルを挿入する場所は、主に足の付け根の動脈です。
- 撮影は、カテーテルに造影剤を注入して、1秒間に数枚の連続した画像を10～20数秒間撮影します。撮影中は呼吸を止める必要があります。合図にあわせて息を止めてください。
- できるだけおなかを動かさないようにしていただくと、より鮮明な画像を撮ることができます。撮影時は、急速に暖かい造影剤を注入するためにおなかが熱く感じることがあります。

## ● 腹部血管造影検査にかかる時間

- 検査の目的と内容にもよりますが、30分～1時間程度です。カラダの静止と呼吸については、適宜に数回指示をします。1回の撮影で息を止める時間は20秒くらいです。

## 注意点

| 禁忌事項 | 次項に該当する方は、検査ができない場合があります。事前に担当医師にご確認ください。<br>● 発熱、出血傾向、凝固異常、重篤な造影剤過敏症、腎不全 |
| --- | --- |

| | |
|---|---|
| **検査前** | カテーテルを挿入する部分の体毛を剃ります。検査着を着て、陰部に布を当ててカテーテル挿入部分が不潔にならないようにします。 |
| **検査中** | カテーテルを挿入する場所を消毒し、カラダ全体に滅菌した大きな布をかぶせます。この布の上は清潔を保っているので、手などを出すことができません。またカラダを動かさないようにしてください。<br>局所麻酔の注射をするときに、チクリとした軽い痛みがあります。<br>撮影のときは、造影剤を数mL（ミリリットル）急速に注入します。そのときにおなかが熱く感じますが、一時的なものなので心配しないでください。また、なにか不具合なことがございましたら、そばにいる看護師や医師に話をするようにしてください。 |
| **検査後** | 検査が終了しカテーテルを抜いたあとは、止血のために10数分圧迫をします。お部屋に戻った後も、ベルトで圧迫したまま数時間ベッド上で安静にしていただきます。<br>まれにカテーテル挿入部位から出血する場合があります。カテーテル挿入部に急な痛みや腫れを感じたときには病棟スタッフにご連絡ください。<br>完全に止血されたことが確認されたら歩行が可能になります。 |

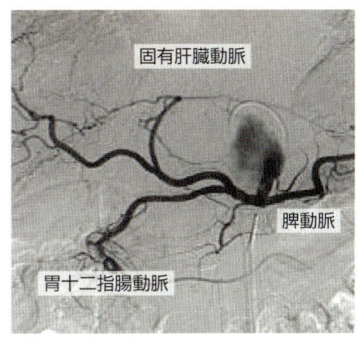

腹腔動脈

検査や治療の内容によって手順が異なる場合があります。主治医やスタッフからお話しされた内容をご確認ください。
**検査に関するお問い合わせ、または予約の変更などの連絡先　（　　　　　　　　）**

# 口内法エックス線撮影（デンタル撮影）を受けられる方へ

## ● 口内法エックス線撮影（デンタル撮影）とは

- 口の中に小さなフイルムなどを入れて主に歯の撮影をします。
- この撮影の主な目的は虫歯や歯周病（歯槽膿漏(のうろう)）などの診断ですが、のう胞、炎症、腫瘍、唾石、骨折などの診断をする場合にも用いられます。一般的に座って行い、フイルムや検出器をご自身の指で支えていただく場合があります。呼吸を止めていただく必要はありませんが、じっとしていただく必要があります。

## ● 口内法エックス線撮影にかかる時間

- 1枚の撮影には、2〜3分で終了いたします。歯周病などの目的で全部の歯の撮影をする場合には10〜14枚の撮影を必要とし20〜30分かかります。カラダを静止していただく時間は1回の撮影につき、数秒程度です。

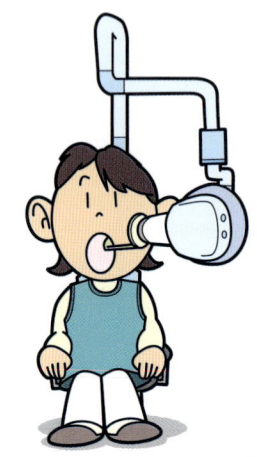

検査の様子

## 注意点

- 診断の障害になってしまうことから、取り外しのできる入れ歯は外していただきます。また、上の歯の撮影の場合はメガネを、奥歯の撮影の場合は大きなイヤリングやピアスなども外していただきます。担当の診療放射線技師の指示に従ってください。

| 禁忌事項 | 基本的に禁忌となる方はいませんが、例えば歯ブラシなどを口に入れたときに吐き気が起こりやすい（嘔吐(おうと)反射といいます）方は、撮影が難しい場合があります。このような経験のある方は、他の撮影方法に変更する場合がありますので、担当の医師または、診療放射線技師にご相談ください。 |

20　放射線検査説明の手引き

| | |
|---|---|
| 検査前 | 特に注意していただくことはありませんが、嘔吐（おうと）反射の強い方は、検査直前の飲食は控えたほうが良いかもしれません。 |
| 検査中 | フイルムなどの保持をしていただきます。フイルムだけでなく、ご自身も動かないようにしてください。 |
| 検査後 | 特にありません。取り外したものを忘れないようにしてください。 |

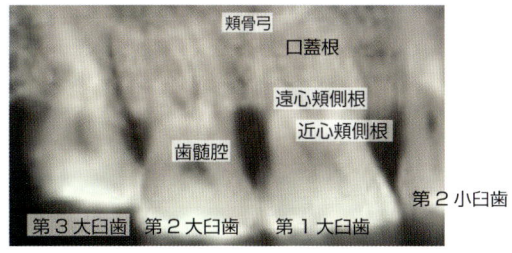

検査や治療の内容によって手順が異なる場合があります。主治医やスタッフからお話しされた内容をご確認ください。
**検査に関するお問い合わせ、または予約の変更などの連絡先　（　　　　　　　　）**

# パノラマエックス線撮影を受けられる方へ

## ● パノラマエックス線撮影とは

- 歯を含んだあごの骨全体を映します。
- この撮影の主な目的は歯周病（歯槽膿漏(のうろう)）、のう胞、炎症、腫瘍、唾石、骨折などの診断をする場合に用いられます。
- 撮影は立位または座位で行い、撮影中は顔の周りを装置が回転します。
- 呼吸を止めていただく必要はありませんが、じっとしていただく必要があります。

## ● パノラマエックス線撮影にかかる時間

- 撮影は、2～3分で終了いたします。
- このうち、動かないでいただく時間は10秒程度です。

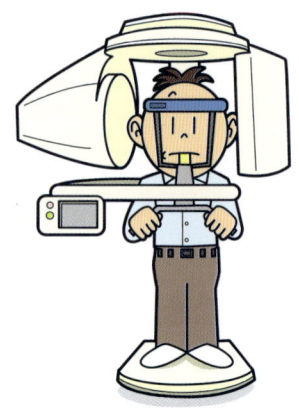

検査の様子

## 注意点

- 診断の障害になってしまうことから、取り外しのできる入れ歯は外していただきます。また、ネックレス、イヤリング、ピアス、ヘアピン、ヘアゴム（金属のついているもの）なども外していただきます。担当の診療放射線技師の指示に従ってください。

> **禁忌事項** じっとしていられない方（特に口の静止が難しい方）は撮影が難しい場合があります。他の撮影方法に変更する場合がありますので、担当の医師または診療放射線技師にご相談ください。

| | |
|---|---|
| 検査前 | 特に注意していただくことはありませんが、首から上の部分で外せる金属はすべて外していただきます。 |
| 検査中 | 顔の周りを装置が回りますが、ご自身は動かないようにお願いします。特に口は動かさないようにお願いいたします。 |
| 検査後 | 特にありません。取り外したものを忘れないようにしてください。 |

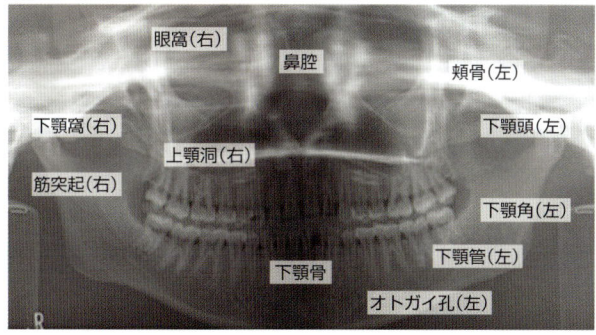

検査や治療の内容によって手順が異なる場合があります。主治医やスタッフからお話しされた内容をご確認ください。
**検査に関するお問い合わせ、または予約の変更などの連絡先　（　　　　　　　　）**

# 歯科用CT検査を受けられる方へ

## ● 歯科用CT検査とは

- あごの骨の中に埋まった歯、歯の破折、歯周病（歯槽膿漏）、あごの骨の中の病気などを任意の角度から3D（三次元）で把握することができます。通常のCTと比較して、解像度が高く、被ばく線量が少ないのですが、撮影範囲が狭いため、装置によっては1回の撮影で観察できる範囲が2～4本分程度しかないものもあります。
- 検査中は、装置が顔の周りを何回か回転します。その間じっとしていただく必要があります。検査終了後に再構築画像を作成します。

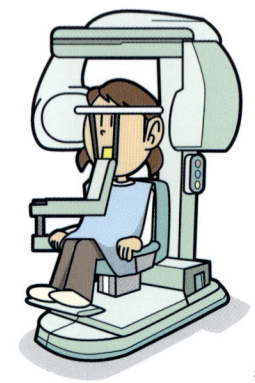

検査の様子

## ● 歯科用CT検査にかかる時間

- 撮影する範囲にもよりますが、10～30分かかります。
- このうち、動いてはいけない時間は2分ほどです。
- 検査後、画像確認のために、検査室でしばらくお待ちいただくことがあります。

## 注意点

- 診断の障害になってしまうことから、取り外しのできる入れ歯は外していただきます。また、ネックレス、イヤリング、ピアス、ヘアピン、ヘアゴム（金属のついているもの）なども外していただきます。担当の診療放射線技師の指示に従ってください。

> **禁忌事項** じっとしていられない方（特に口の静止が難しい方）は撮影が難しい場合があります。このような方は担当の診療放射線技師にご相談ください。他の撮影方法に変更する場合があります。

| | |
|---|---|
| 検査前 | 特に注意していただくことはありませんが、首から上の部分で外せる金属は、すべて外していただきます。 |
| 検査中 | 顔の周りを装置が回りますが、ご自身は動かないようにお願いします。特に口は動かさないようにお願いいたします。 |
| 検査後 | 特にありません。取り外したものを忘れないようにしてください。 |

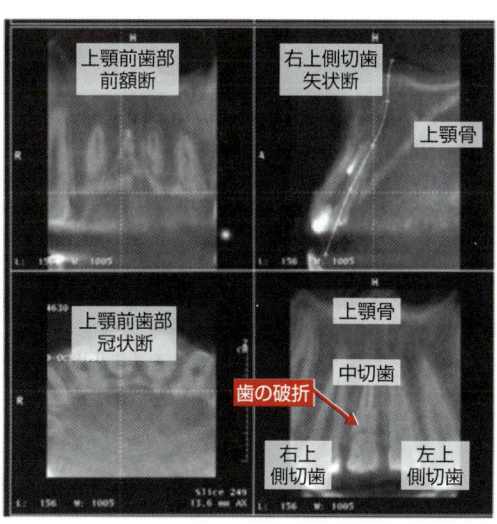

検査や治療の内容によって手順が異なる場合があります。主治医やスタッフからお話しされた内容をご確認ください。

**検査に関するお問い合わせ、または予約の変更などの連絡先　（　　　　　　　　）**

# ● ガリウム（腫瘍・炎症）シンチグラフィ検査を受けられる方へ

## ● ガリウム（腫瘍・炎症）シンチグラフィ検査とは

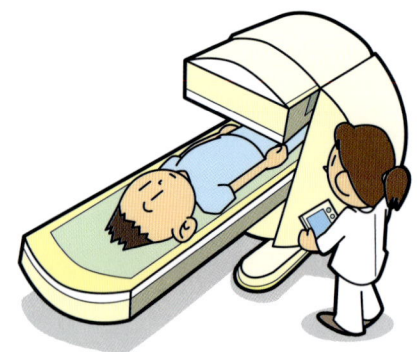

検査の様子

- ガリウム（腫瘍・炎症）シンチグラフィは、悪性腫瘍や炎症性病変の診断、原因不明の熱源検索などを目的として行われます。放射性物質を含んだ薬（放射性医薬品）を注射します。薬が腫瘍や炎症に多く集まる性質を利用し、薬から出てくる放射線を画像化して、腫瘍や炎症の位置や活動性の診断を行っています。

## ● ガリウムシンチグラフィ検査の方法

- 指定された日時（注射日時）に核医学検査室までお越しいただき放射性医薬品を静脈から注射します（採血と同様な方法で、血管に針を刺し、薬を注入します。針を刺す痛み以外に痛みはありません）。
- 再度指定された日時（検査日時）に核医学検査室までお越しいただきます。
- 検査目的・部位によって、検査前日に食事制限や排便促進剤の投与を行うことがあります。
- 検査直前に、正確な検査を行うために排便をしていただきます。
- 検査は、検査台に仰向けに寝ていただき撮影を行います。

## ● ガリウムシンチグラフィ検査にかかる時間

- 検査の内容にもよりますが、通常の検査では検査室内にいる時間は45分程度です。そのうち動いてはいけない撮影時間は40分程度になります。検査の時間は延びることもありますので、担当の診療放射線技師におたずねください。

## 注意点

| 禁忌事項 | 妊娠中またはその可能性のある方は検査を行わない場合があります。お申し出ください。<br>授乳中の方は検査を行わない場合があります。お申し出ください。<br>閉所恐怖症の方は検査前にお申し出ください。対応いたします。 |
| --- | --- |

| | |
|---|---|
| **検査前** | 注射（放射性医薬品投与）前の注意点は特にありません。<br>検査目的・部位によって、検査前日より、食事制限（検査食の摂取）がありますので確認をしてください。<br>検査目的・部位によって、検査前日より、排便促進剤の投与がありますので確認をしてください。<br>オムツを使用している場合は検査直前に交換してください。 |
| **検査中** | この検査は長い時間をかけて撮影します。検査中は動かないでください。<br>検査の種類や目的によって、手を挙げていただくことや、横向きに寝るなど体位が変わることがあります。 |
| **検査後** | 特に注意していただくことはありません。いつもどおりの生活を送ってください。ただし、引き続き他の検査がある場合がありますので、飲食、排尿に関しては診療放射線技師にご確認ください。 |

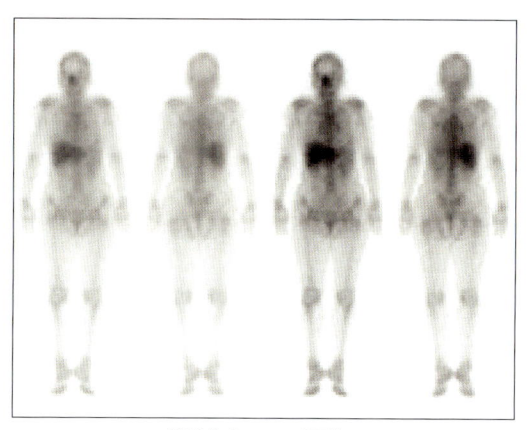

ガリウムシンチ画像

検査や治療の内容によって手順が異なる場合があります。主治医やスタッフからお話しされた内容をご確認ください。
**検査に関するお問い合わせ、または予約の変更などの連絡先　（　　　　　　　　　）**

# 骨シンチグラフィ検査を受けられる方へ

## ● 骨シンチグラフィ検査とは

・骨シンチグラフィ検査は、骨に関わる病気や怪我の診断・治療の効果などを目的として行われます。放射性物質を含んだ薬（放射性医薬品）を注射します。その薬が骨に集まる性質を利用し、薬から出てくる放射線を画像化して診断を行っています。この検査では、全身像を他の検査より短い時間で撮影できます。かつ、他の検査より早期な段階で診断ができることから、よく用いられる検査です。

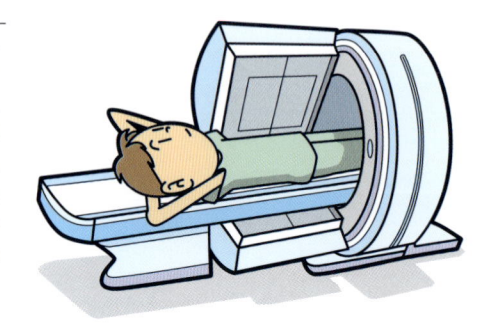

検査の様子

## ● 骨シンチグラフィ検査の方法

・指定された時間（注射時間）に核医学検査室までお越しいただき放射性医薬品を静脈から注射します（採血と同様な方法で、血管に針を刺し、薬を注入します。針を刺す痛み以外に痛みはありません）。
・再度指定された時間（検査時間）に核医学検査室までお越しいただきます。
・検査直前に、正確な検査を行うために排尿をしていただきます。
・検査は、検査台に仰向けに寝ていただき撮影を行います。

## ● 骨シンチグラフィ検査にかかる時間

・検査の内容にもよりますが、通常の検査では検査室内にいる時間は30分程度です。そのうち動いてはいけない撮影時間は20分程度になります。検査の種類により時間が延びることがあります。担当の診療放射線技師におたずねください。

## 注意点

| 禁忌事項 | 妊娠中またはその可能性のある方は検査を行わない場合があります。お申し出ください。<br>授乳中の方は検査を行わない場合があります。お申し出ください。<br>閉所恐怖症の方は検査前にお申し出ください。対応いたします。 |

| | |
|---|---|
| **検査前** | 食事・飲み物は普通にとっていただいて大丈夫です。<br>検査前に大きな金属は外してください。<br>注射後、衣服等を尿で汚さないよう注意してください。<br>オムツを使用している場合は検査直前に交換してください。 |
| **検査中** | この検査は長い時間をかけて撮影します。検査中は動かないでください。<br>検査の種類や目的によって、手を挙げていただくことや、横向きに寝るなど体位が変わることがあります。 |
| **検査後** | 特に注意していただくことはありません。いつもどおりの生活を送ってください。ただし、引き続き他の検査がある場合がありますので、飲食、排尿に関しては診療放射線技師、その他職員にご確認ください。 |

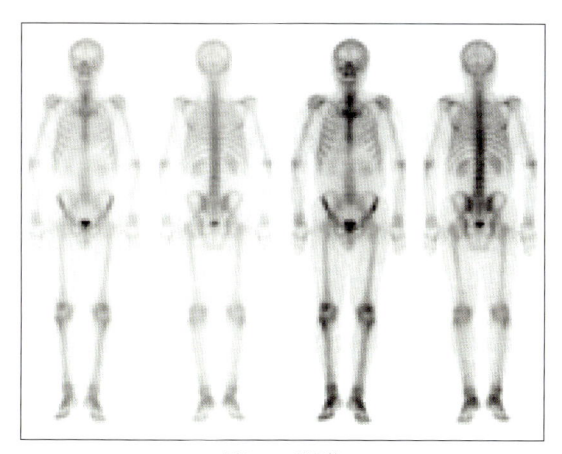

骨シンチ画像

検査や治療の内容によって手順が異なる場合があります。主治医やスタッフからお話しされた内容をご確認ください。
**検査に関するお問い合わせ、または予約の変更などの連絡先　（　　　　　　　　　）**

# 脳血流シンチグラフィ検査を受けられる方へ

## ● 脳血流シンチグラフィ検査とは

・脳血流シンチグラフィ検査は、脳血管障害の状態、認知症や変性疾患の診断、てんかん原因の検出などを目的として行われます。放射性物質を含んだ薬（放射性医薬品）を注射します。薬は肘の静脈から投与し、血流で脳に運ばれて脳内で留まります。薬から出てくる放射線を画像化して診断を行っています。

・あらかじめ、血管を広げる薬剤を使用し（負荷）検査を行うことがあります。この検査は脳血管障害の予後の評価、手術の適応決定や治療効果の評価などで行います。

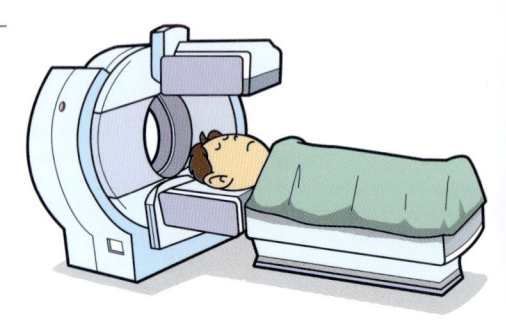

検査の様子

## ● 脳血流シンチグラフィ検査の方法

・指定された時間に核医学検査室までお越しいただきます。
・検査は、検査台に仰向けに寝ていただき撮影を行います。
・通常、放射性医薬品を静脈から注射します（採血と同様な方法で、血管に針を刺し、薬を注入します。針を刺す痛み以外に痛みはありません）。
・撮影は、薬剤の投与と同時に始まります。
・頭部の周りを大きなカメラがゆっくりと回転しながら撮影を行います。
・通常、脳への影響を考慮し、検査時の室内は暗くなっています。

## ● 脳血流シンチグラフィ検査にかかる時間

・検査の目的と内容にもよりますが、30分～1時間程度です。カラダの静止と呼吸については、適宜に数回指示をします。1回の撮影で息を止める時間は20秒くらいです。

## 注意点

| 禁忌事項 | 妊娠中またはその可能性のある方は検査を行わない場合があります。お申し出ください。<br>授乳中の方は検査を行わない場合があります。お申し出ください。 |
| --- | --- |

| | |
|---|---|
| 検査前 | 検査薬の種類によっては、検査前にヨード剤を摂取していただくことがあります。<br>負荷検査を行う場合は、利尿作用が強いため、検査直前に排尿をしていただくことがあります。 |
| 検査中 | この検査は長い時間をかけて撮影しています。検査中は動かないでください。<br>検査中は室内を暗くします。 |
| 検査後 | 特に注意していただくことはありません。いつもどおりの生活を送ってください。ただし、引き続き他の検査がある場合がありますので、飲食、排尿に関しては診療放射線技師、その他職員にご確認ください。 |

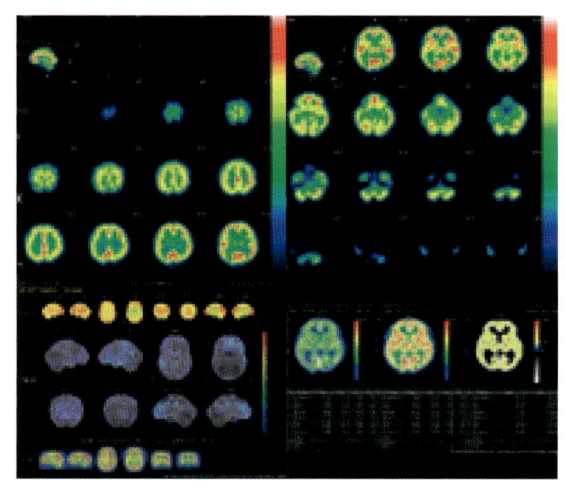

脳血流シンチ画像

検査や治療の内容によって手順が異なる場合があります。主治医やスタッフからお話しされた内容をご確認ください。
**検査に関するお問い合わせ、または予約の変更などの連絡先　（　　　　　　　　）**

検査説明書　31

# PET-CT検査を受けられる方へ

## ● PET-CT検査とは

・PET-CT検査とは、PETとCTの2種類の検査機器が1台になったPET-CT装置での検査のことをいいます。CTの検査では病気の形（病態）を見ているのに対し、PETの検査では、代謝などの生態機能を画像にして見ています。2種類の検査を一度で撮影しているため、PET単独の検査に比べ病変部の正確な位置や、より精密な診断が可能です。検査時間も大幅に短くなりました。現在PET-CT検査ではFDG（$^{18}$F-FDG：ブドウ糖によく似た放射性医薬品）を用いた"FDG-PET検査"が大半です。FDG-PET検査は、通常がんや炎症の病巣を調べたり、腫瘍の大きさや場所の特定、良性・悪性の区別、転移状況や治療効果の判定、再発の診断などに利用されています。

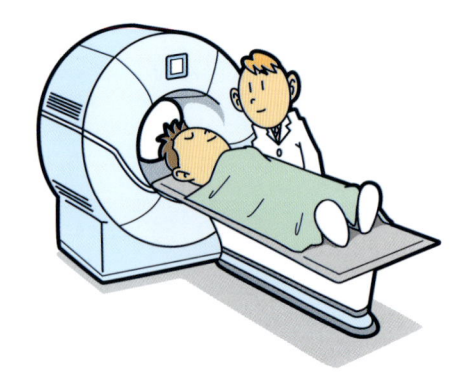

検査の様子

## ● PET-CT検査の方法

・指定された日時（注射日時）に核医学検査室までお越しいただき、放射性医薬品を静脈から注射します（採血と同様な方法で、血管に針を刺し、薬を注入します。針を刺す痛み以外に痛みはありません）。
・注射後1時間ほど待機室で水分（無糖の物）を摂取しながら安静にお待ちいただきます。
・検査直前に、正確な検査を行うために排尿をしていただきます。
・検査は、検査台に仰向けに寝ていただき撮影を行います。

## ● PET-CT検査にかかる時間

・検査の内容にもよりますが、通常の検査では30～40分程度です。検査の種類により30分程度間をあけて、追加撮影を行うことがあります。

## 注意点

| 禁忌事項 | 妊娠中またはその可能性のある方は検査を行わない場合があります。お申し出ください。<br>授乳中の方は検査を行わない場合があります。お申し出ください。<br>閉所恐怖症の方は検査前にお申し出ください。<br>糖尿病がある方は検査ができないことがあります。お申し出ください。 |
|---|---|

| | |
|---|---|
| **検査前** | 検査前日より、運動は避けてください。安静でいることが望ましいです。<br>検査6時間前より食事制限がありますので確認をしてください。<br>オムツを使用している場合は検査直前に交換してください。<br>人工肛門、人工膀胱等の方はスタッフに申し出てください。 |
| **検査中** | 通常寝ているだけの検査ですが、2種類の検査をずれなく行うため検査中は動かないでください。<br>検査の種類や目的によって、手を挙げていただくことや、息を止めていただくことがあります。 |
| **検査後** | 検査終了後、30分～1時間程度休んでいただいてから、帰宅していただきます。<br>特に注意していただくことはありません。いつもどおりの生活を送ってください。ただし、引き続き他の検査がある場合がありますので、飲食、排尿に関しては診療放射線技師、その他職員にご確認ください。 |

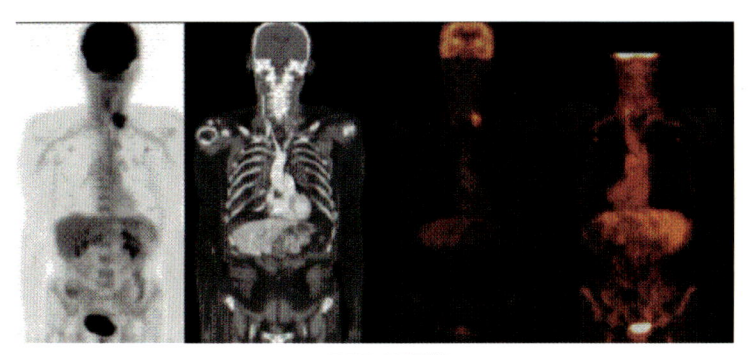

PET-CT画像

検査や治療の内容によって手順が異なる場合があります。主治医やスタッフからお話しされた内容をご確認ください。
**検査に関するお問い合わせ、または予約の変更などの連絡先　（　　　　　　　　　　）**

# CT造影剤（注射）使用の説明書・同意書（例）

## 1．造影剤とは
詳しく検査をする際に用いる検査用薬剤です。CT 検査ではヨード製剤を用います。

## 2．ヨード造影剤（以下「造影剤」と省略）の必要性について
　CT 検査で造影剤を用いることにより、検査画像に濃度差（コントラスト）がつき、より詳細な検査結果や情報を得ることができます。通常は腕の静脈から注射をします。投与後の造影剤は、血管を介して診たい部分や臓器に達し、血流状態や分布状態を表します。これにより、造影剤を使用しない場合と比べて、より病気を見つけられることから造影剤は必要となります。

## 3．造影剤による合併症、不具合（以下、有害事象）
　CT 検査に伴う有害事象として、以下のことが挙げられます。このような危険を避けるよう細心の注意を払い、万一生じた場合にも最善の対処をいたしますが、事前に「絶対ない」とは言い切れません。

① 造影剤の漏れ
　　急速に注入するため、血管外（皮下）に漏れる場合があります。この場合、注射部位が腫れて痛みを感じることがありますので、直ちにお知らせください。一般的には数日以内に吸収されます。きわめてまれに手のしびれや皮膚の変色を伴うことがあり、別処置が必要となります。

② 造影剤による副作用
　ⅰ．急性副作用：検査中や検査直後の早い時期に起こる副作用
　　［軽症］吐き気、嘔吐、じんましん、発疹など（100 人〜 200 人に 1 人、0.5％〜 1％です）
　　　　　　副作用の多くは一時的なものでそれほど心配はいりませんが、投薬、注射で回復させる場合もあります。
　　［重症］血圧低下、呼吸困難、意識消失など（1 万人〜 2 万人に 1 人、0.005％〜 0.01％です）
　　　　　　この場合は点滴、昇圧剤、抗アレルギー薬などの治療が必要です。
　　　　　　きわめてまれですが、病状・体質によっては、死亡に至る場合もあります。
　　　　　　（10 万人〜 20 万人に 1 人、0.0005％〜 0.001％です）
　ⅱ．遅発性副作用：検査数時間後〜 1 週間後くらいに起こる副作用
　　発疹などの症状が出ることがありますが、多くは軽症の副作用です。

## 4．CT 造影剤の禁忌

　　① ヨードまたはヨード造影剤に過敏症の既往歴がある
　　② 重篤な甲状腺疾患（甲状腺機能亢進症）

## 5．CT 造影剤使用時のリスク要因

　　① 一般状態が極度に悪い
　　② 喘息（ぜんそく）
　　③ 重篤な心障害または重篤な肝障害
　　⑤ 腎機能低下（造影できる方の目安は e-GFR 60㎖/min/1.73㎡以上）
　　⑥ 急性膵炎
　　⑦ マクログロブリン血症
　　⑧ 多発性骨髄腫：特に脱水のある場合
　　⑨ テタニー
　　⑩ 褐色細胞腫あるいはその疑い
　　⑪ 妊娠中の方、妊娠の可能性のある方、授乳中の方

## 6．CT 造影剤との併用注意薬剤

　　（下記薬剤使用の方は担当医師までお知らせください）

　　① ビグアナイド系糖尿病薬
　　② β遮断薬
　　③ 毒性を有する薬剤（抗腫瘍薬、抗菌薬）
　　④ IL-2（インターロイキン-2）

## 7．造影検査の利益と不利益

　造影検査により得られる情報により、あなたにとってより適切な診療が行われる可能性があります。一方、不利益としては、この検査を受けても適切な情報が得られない、検査に伴う放射線被ばく、また前述の有害事象に遭遇する可能性が挙げられます。

## 8．同意書の撤回について

　患者または代理人は、検査を受けることを同意した後、いかなる場合でも同意の撤回ができます。

# CT 造影剤使用の同意書（例）

　私は、造影剤の必要性と副作用について説明しました。
　　　年　　月　　日
　　　　　説明者署名

　　　　　　　職　　名 _____


　　　　　　　氏　　名 _____



　私は、造影剤に関して、その必要性と副作用の可能性について説明を受けて理解しましたので、造影剤を使用することに同意します。また、万一副作用が現れた場合には必要な処置を受けることも承諾します。

　　　年　　月　　日
　　　　　患者署名

　　　　　　　氏　　名 _____


　　　　　または代理人署名

　　　　　　　氏　　名 _____　続柄（　　　　　）

# FAQ Frequently Asked Questions：よくある質問

回答の内容は施設により異なることもあります。
各施設において担当スタッフとコンセンサスをとったうえで活用してください。

# ● 消化管検査　FAQ

## ● 検査前 ●

**Q** （胃透視）検査の方法、造影剤の飲み方、注入方法を教えてください

**A** まず発泡剤という顆粒状の粉を少量の水で飲んでいただきます。その後、バリウムを飲み、透視台の上で左右に動き胃壁をまんべんなく観察していきます。

**Q** （注腸）検査の方法、造影剤注入方法を教えてください

**A** 肛門から専用のカテーテルを挿入し、まずバリウムを注入していきます。次いで、空気で大腸を膨らませて、体位を変えながらバリウムを大腸壁全体に行き渡らせ、全体を観察していきます。また、施設によっては検査直前に医師による内診を行う場合もあります。

**Q** なぜ、前処置（絶食や検査食など）が必要なのですか？

**A** 食べ物が胃や大腸に残っていると、それが邪魔をして異常所見を見つけにくくするからです。また、水分はバリウムを薄めてしまい、うまく胃壁に付着しなくなります。こちらも病変を見つけにくくなります。

**Q** 更衣は必要ですか？

**A** 衣類にボタンや金属等が付いている場合は、検査の妨げとなります。また、衣類にバリウムや汚物等が付いて服を汚す可能性もありますので、専用の検査着に着替えていただきます。

**Q** 検査時間はどれくらい？

**A** 胃透視は5～10分、注腸は15～30分ほどかかります。患者さんの個人差や追加撮影のため予定より時間がかかることもあります。

**Q** 朝ごはんを食べてしまったら？

**A** 胃や腸を空にした状態でないと小さな病変などが見つけにくくなるため、後日、絶食にて再検査となります。

● 検査中 ●

**Q** ゲップやオナラをしないでと言われましたが、どうしてですか？

**A** 検査中は、空気で胃や大腸を膨らませて観察します。ゲップやオナラをしてしまうと、胃や腸がしぼんでしまい観察しにくくなります。細かな病変が見つけにくくなるので、できるだけ我慢してください。

**Q** 圧迫筒で圧迫されるとき、押されて苦しいことがありますか？

**A** 胃の粘膜病変の程度を見るために、専用の筒で腹部を圧迫することがあります。押されると苦しいことがありますので、痛かったり、我慢できないときは教えてください。

**Q** なぜ造影剤が必要ですか？

**A** 造影剤を使用することで、透視の際に画像にコントラストをつけて観察できるようになり、形状の把握や病変の発見、またその広がりが観察しやすくなります。

**Q** 体位変換（ローリング）は急いだほうがいいですか？

**A** 急ぐ必要はありませんので、焦らずにゆっくり、落ち着いて動いてください。指示の声が聞き取りにくい場合は声をかけてください。

**Q** 大腸検査はかなりの苦痛があるのでしょうか？

**A** 個人差がありますが、体位変換や、空気で腸を膨らませることに対して痛みが伴う場合があります。もし我慢できない場合は声をかけてください。

**Q** （胃透視で）もしゲップが出てしまったらどうなりますか？

**A** そのままでは良好な検査にならないことがあります。場合によっては、もう1回発泡剤を飲んでいただきます。

**Q** （注腸で）もしオナラが出てしまったら？

**A** 場合によっては、空気を追加で注入することになります。

**Q** バリウムは全部飲まないとダメですか？

**A** 検査に対しての必要量を準備しています。良好な検査をするためになるべく頑張って飲んでください。

**Q** 体位を変換するのが辛いのですが？

**A** 胃や腸をまんべんなく観察するには体位変換が必要です。お一人で動けない場合はお手伝いいたします。

**Q** （胃透視で）バリウムは飲んでも大丈夫ですか？

**A** カラダに影響の少ない成分でできているため副作用はほとんどないのですが、下剤と水分摂取が足りないとバリウムが固まって腸内に残ってしまう場合があるので、注意が必要です。検査終了後は十分な量の水分補給と下剤の服用をお願いします。

**Point**
### 副交感神経遮断剤の禁忌事項
緑内障では眼圧上昇により症状が悪化したり、前立腺肥大の方では排尿が困難になる恐れがあるので使用しません。また、不整脈を誘発する場合もありますので、当該薬品を使用する際は問診をとり、持病がないかを慎重に確認したうえで使用します。

**Q** （注腸で）バリウムはおなかに入れても大丈夫ですか？

**A** 検査終了後はトイレに行っていただき、できるだけ便とオナラとしてバリウムを出していただきますので大丈夫です。下剤等は基本的に不要ですが、ご希望があれば処方いたします。

## ● 検査後 ●

**Q** 検査後に注意すべきことはありますか？

**A** 胃透視、注腸ともに十分な水分摂取をお願いします。検査後はなるべく早くバリウムをカラダから外に出すために、下剤の服用をお願いすることがあります。下剤が処方された場合は指示に従って服用してください。しばらくものが見えにくくなったり、ぼやけたりします。また、人によってはふらつく方もいますので、検査終了後はしばらく（2時間程度）車の運転はしないでください（→施設によって対応が異なります。自施設マニュアルを確認してください）。副交感神経遮断剤を注射された場合、男性は尿が出にくくなる場合があります。

**Q** 下剤の服用について教えてください

**A** 検査終了後、なるべく早く水分の補給をお願いします。下剤が処方された場合は指示に従って服用してください。

**Q** （胃透視で）仕事のため下剤を飲まなくても大丈夫ですか？

**A** 必ず飲んでいただきたいのですが、飲みたくない場合やご都合が悪い場合は医師にご相談ください。

**注：下剤は検査終了後速やかに服用いただくことが原則です。下剤を服用しなかった場合のリスクを十分に説明し、理解を得て下剤の服用をお願いすべきです。**

**Q** 便秘症なのですが大丈夫ですか？

**A** 処方された下剤を服用し、水分をとにかく多く摂ってください。担当医師に便秘症である旨をお伝えいただき、指示に従っていただきます。

**注）下剤に対して習慣性服用の方は通常量で効果があまり期待できない方もおられます。事前の問診では十分把握できていないこともあります。検査終了後は、患者さんとの会話の中で日常的に下剤の服用をされていないかどうかをそれとなく聞き出すことも必要です。**

**Q** 胃透視や検査後の食事で注意することはありますか？

**A** 何を食べても大丈夫ですが、消化の良いものを食べてください。検査当日と翌日は通常よりも水分を多めに飲んでください。水・お茶・ジュース等何でも結構です。特に制限されているものがある場合は医師にご相談ください。

**注）市販のジュース、清涼飲料には糖分が比較的多く含まれているものがあります。糖尿病の程度によっては糖分の過剰摂取になる場合もありますし、極端に過剰な清涼飲料摂取でも体調の変化をきたす方がおられます。水分摂取の説明の際には、より患者さんにわかりやすく、誤解のないよう心がけてください。**

**Q** 下剤はどのくらいで効いてきますか？　検査後に出かける予定があります

**A** 個人差があります。医師に相談してください。

注）検査後に施設から出す下剤の種類によって効能効果に差があります。自施設の医師・薬剤師と事前に十分な情報収集を行い、簡単な説明は診療放射線技師が行うべき内容に含まれます。ただし、不十分な知識で不正確な情報を患者さんに提供しないよう責任を持った対応が必要です。

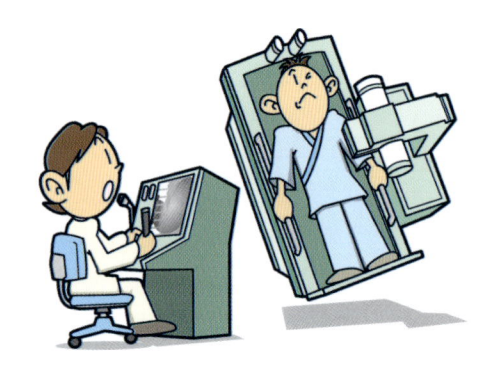

# 一般撮影検査　FAQ

● 検査前 ●

**Q** 一般撮影はどんな検査ですか？

**A** エックス線を必要な部位に当ててカラダを通過した情報から疾患や骨折の有無を調べる検査です。検査する部位によって異なりますが、立った姿勢、寝た姿勢または座った姿勢で検査します。呼吸で動く検査部位（胸部など）の場合は息止めの合図をいたしますので、合わせてください。

**Q** 着衣のままで検査できますか？

**A** 胸部を撮影する場合、ブラジャー、アクセサリーなどの金属類をカラダから外していただき肌着で検査を行います。施設によっては、撮影用の検査着を使用します。また、撮影する部位によって、着衣を脱いでいただくことがあります。

**Q** 検査前に食事制限はありますか？

**A** 食事制限はありません。ただし、他の検査がある場合はご確認ください。

**Q** 検査時間はどのくらいかかるのですか？

**A** 検査室または脱衣室に入室してから撮影が終わるまでは、10～20分程度です。また、カラダの静止と呼吸を止めていただく時間は、数秒です。撮影方法によっては、撮影回数を増やす場合がありますので、検査時間が延びることがあります。

**Q** ペースメーカが入っていますが、検査はできますか？

**A** 特に問題はありません。

**Q** 妊娠中ですが、胸部撮影は大丈夫ですか？

**A**
①主治医に確認いたします。お待ちください。
②腹部には直接エックス線が照射されません。散乱線による胎児への影響はありませんのでご安心ください。
③腹部には直接エックス線が照射されません。また、腹部防護鉛プロテクターをいたしますので大丈夫です。

上記①～③のいずれかを選択して活用してください

**Q** 先週も胸部撮影を行いましたが、今日も撮影するのはどうしてですか？

**A** 前回撮影したときに比べて、状態が変わっている可能性があります。現在の状態を把握するために撮影を行います。また、医療機関により検査に関する内容が異なる場合があります。一度、主治医に確認しますので、しばらくお待ちください。

## ● 検査中 ●

**Q** 検査中は動いてはいけないのですか？

**A** 動いているとぶれた画像となり、病気を見つけることが難しくなります。撮影中はなるべく動かないでいただくことが大切です。

**Q** 検査時、息止めをするのですか？

**A** 検査中に息止めの合図を行いますので、その合図に従ってください。

**Q** 検査中に気分が悪くなったら、どうしたらいいですか？

**A** 検査中に気分が悪くなりましたら、すぐに声をかけてください。

**Q** なぜ、手や足のしびれ等の症状で頸椎や腰椎を撮影するのですか？

**A** 首や腰から出ている神経が原因で手や足の痛みやしびれが出ることがあります。そのため、首や腰の骨を撮影することがあります。

**Q** 胸の写真を撮って何がわかるのですか？

**A** 肺の状態や心臓の大きさ、心臓から出ている大きな血管の形などがわかります。

**Q** どうして痛くないほうも撮影するのですか？

**A** 左右を見比べるために撮影する場合があります。一度、主治医に確認しますので、しばらくお待ちください。

**Q** 多方向撮影をするのはなぜですか？

**A** 微小な病気を多方向から撮影することによって、見つけられる場合があるためです。

## ● 検査後 ●

**Q** この検査1回でどれくらいの被ばくをするのですか？

**A** 自施設の使用機器で自動計算を行える場合は、その値を提示してください。

**Q** 検査後に注意すべきことはありますか？

**A** 食事等、特に注意していただくことはありません。

**Q** 被ばくの影響はあるのですか？

**A** 診断に用いる放射線はカラダに影響が出ないレベルです。なおかつ、使用する放射線量もなるべく低くなるよう検査しておりますので、心配なさらないでください。

**Q** 繰り返し何回も検査して、被ばくの影響は出ないのですか？

**A** 今回の検査で影響が出ることは、まったくありません。診断するために重要な検査です。
今回の撮影では、約○○ mGy（ミリグレイ）程度＊ですので、何か影響が出る線量ではありません。安心してください。

＊自施設で測定した値を回答してください。

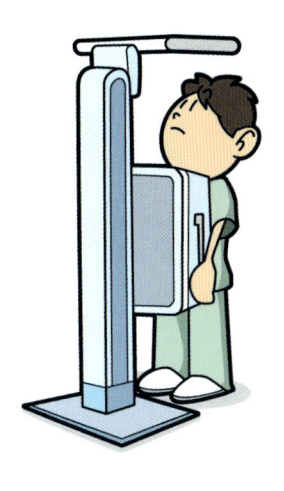

# 乳房撮影検査（マンモグラフィ） FAQ

● 検査前 ●

**Q** 乳房撮影検査（マンモグラフィ）はどんな検査ですか？

**A** 乳房を挟んでエックス線を照射して撮影する検査です。撮影は両側の乳房に対して2回、方向を変えて撮影を行います。

**Q** この検査をすると何がわかるのですか？

**A** 石灰化像を伴う乳がんを見つけることができます。ただし、石灰化がない小さなしこりの乳がんは見つけることができない場合もあります。

**Q** 着衣のままで検査できますか？

**A** 上半身はすべて脱いでいただきます（施設によっては乳腺撮影用の検査着があります）。また、メガネ、アクセサリーなどの金属類をカラダから外していただく場合や、制汗剤やパウダーが石灰化像のように写真に写ることがあるのでふきとっていただきます。

**Q** 検査前に食事制限はありますか？

**A** 食事や飲料は摂取していただいて大丈夫です。

**Q** 検査時間はどのくらいかかるのですか？

**A** 検査室または脱衣室に入室してから撮影が終わるまでは、10〜15分程度です。また、カラダの静止と呼吸を止めていただく時間は、数秒です。撮影方法によっては、撮影回数を増やす場合がありますので、検査時間が延びることがあります。

**Q** マンモグラフィと超音波検査に違いはなんですか？

**A** マンモグラフィは、エックス線を用いてフィルムを入れた台とプラスチック板に乳房を挟んで撮影する検査です。超音波検査は、超音波を当てて、その反射波を画像化する検査です。

**Q** 乳がん検査で、マンモグラフィと乳腺の超音波検査とはどのように違うのですか？

**A** 早期の乳がんは石灰化を伴うことがあります。この石灰化はマンモグラフィ検査を行うと見つけやすいです。それに対して超音波検査は、石灰化を見つけることは困難ですが、腫瘤性病変（しこり）を見つけることに優れています。

**Q** 乳がんはどういう病気ですか？

**A** 乳がんとは、乳管や小葉など乳腺を構成する細胞が異常に増殖した状態を言います。毎年、約3万人の女性が乳がんに罹患しています。乳がんの罹患率は30〜40歳代から急上昇し、50歳代前半が最も高いです。

**Q** すべての乳がんを発見できるのですか？

**A** すべての乳がんを発見できるわけではありません。乳房撮影検査（マンモグラフィ）でしかわからない乳がんや超音波検査でないとわからない乳がんもありますが、がんの種類、大きさ、形によって見つけられないこともあります。しかし、適正な撮影技術や知識を持って、最良な画像を提供することで発見率の向上に努めています。

**Q** 乳がんになりやすい体質はありますか？

**A** 母親や姉妹に乳がんになった人がいる場合は、リスクが少し高くなります。また、初潮年齢の若い人、閉経年齢の遅い人、子どもの数が少ない人、最初の出産年齢が高い人、更年期障害に対してホルモン補充療法を行った人も乳がんのリスクが高まります。肥満やアルコール過剰摂取も乳がんのリスクに関与していると考えられています。

**Q** 男性でも乳がんになるのですか？

**A** なる場合があります。女性の1/100ぐらいの発生率で、乳がん全体の1％は男性の乳がんです。

**Q** 乳がんの症状は？

**A** 症状として、しこり、血性乳汁の分泌、乳房の変形、乳頭陥没、皮膚の変化、乳房近傍のリンパ節の腫れです。ただし、早期の場合は無症状のことが多いです。

**Q** なぜ乳房を圧迫（挟む）して撮影するのですか？

**A** 圧迫することで乳腺と乳腺との重なりが少なくなり、乳腺内の観察が容易となり、病変が見つけやすくなります。また、乳腺の厚さを薄くすることにより、エックス線の被ばくを低減できます。圧迫撮影のため、どうしても痛みは伴ってしまいます。可能なかぎり痛みの少ないように努めます。

**Q** ペースメーカが入っていますが、検査はできますか？

**A** ①ペースメーカが入っている側の乳房の検査は、原則行いません。ただし、主治医と相談して検査を行う場合はあります（施設により異なります）。
②ペースメーカが入っている側は、細心の注意を払い撮影を行います。主治医と相談して検査を行います（施設により異なります）。

上記①〜②のいずれかを選択して活用してください

**Q** 以前、豊胸術を行ったのですが、検査はできますか？

**A** ①乳房内にあるシリコンが破れる可能性が生じるため、通常の圧迫はかけられません（施設により異なります）。
②乳房内にあるシリコンが破れないように通常の圧迫はかけず、撮影を行います。主治医と相談して検査を行います（施設により異なります）。

上記①〜②のいずれかを選択して活用してください

**Q** 授乳中に撮影はできますか？

**A** 授乳時は乳腺が発達していて、乳がんを見つけることが難しいため、原則検査を行いません。

**Q** 乳房が小さいと検査はできませんか？

**A** 乳房の大きさは関係ありません。カラダの力を抜いていただくことが大切です。

**Q** 生理前、生理中だけど大丈夫ですか？

**A** 生理前の場合、乳腺が張っていて痛みを感じることがあるので、できれば生理後1週間前後での検査をお勧めいたします。

**Q** 授乳中ですが、乳房に放射線は残らないですか？

**A** エックス線は透り抜けていくものなので、カラダの中に放射線が残ることはありません。

**Q** 妊娠をしていますが、検査をしてもいいのですか？

**A** 検査は被ばくを伴うため、超音波の検査を推奨します。しかし、どうしても必要と判断される場合は、主治医と相談してお母さんのカラダを優先して検査を行うことがあります。

**Q** 男性の診療放射線技師も検査されるのですか？

**A** 男性の診療放射線技師も検査を行います。適正な撮影技術や知識を持って撮影していますので安心してください。

## ● 検査中 ●

**Q** 検査中は動いてはいけないのですか？

**A** 動いていると、ぶれた画像となり、病気を見つけることが難しくなります。撮影中はなるべく動かないでいただくことが大切です。

**Q** 検査中に気分が悪くなったらどうしたらいいですか？

**A** 検査中に気分が悪くなりましたら、すぐに担当の診療放射線技師に声をかけてください。

**Q** なぜ、追加撮影を行うのですか？

**A** 乳房の大きさや形によって追加撮影を行います。また、より精密な検査を行う場合や乳腺が重なった際にも追加撮影を行う場合があります。

**Q** 圧迫する時間はどのくらいですか？

**A** 圧迫回数によって異なりますが、1回の圧迫時間は数秒程度です。

## ● 検査後 ●

**Q** 乳房撮影検査（マンモグラフィ）は何回も受けてもカラダに異常は起こらないのですか？

**A** 乳房のみにエックス線を当てるので、カラダへの影響はありません。

**Q** この検査1回でどれくらいの被ばくをするのですか？

**A** 自施設の使用機器で自動計算を行える場合は、その値を提示してください。

**Q** 検査後に注意すべきことはありますか？

**A** 食事も含め、特に注意していただくことはありません。

**Q** 継続的に検査を勧められましたが、どの程度の間隔で検査を行ったらよいのですか？

**A** 無症状で、前回の検査結果が精密検査不要と診断された40歳以上の場合、2年に1回程度の検査を推奨します。

**Q** 被ばくの影響はあるのですか？

**A** 診断に用いる放射線はカラダに影響が出ないレベルです。なおかつ、使用する放射線量もなるべく低くなるよう検査しておりますので、心配なさらないでください。

**Q** 前回に比べて痛みを強く感じたのですが、どうしてですか？

**A** 月経の周期や体調によって痛みの感じ方に差が生じることがあります。

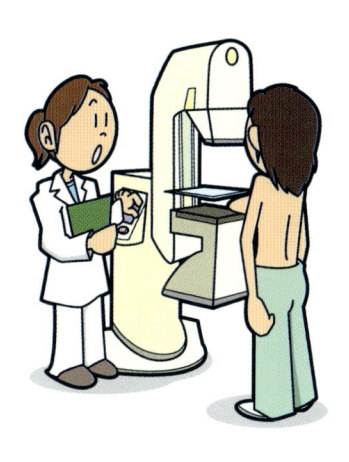

# 骨塩検査　FAQ

## ● 検査前 ●

**Q** 骨の丈夫さを測る検査にはどんな種類があるのですか？

**A** 骨量(骨塩量)、そして骨密度を測定する方法には、エックス線、ＣＴ、超音波などを用いるさまざまな方法があり、測定部位も異なってくるため、骨密度の判定基準も異なってきます。

**Q** カラダの中に金属が入っていますが大丈夫でしょうか？

**A** 検査の対象部位に金属がなければ問題ありません。

**Q** この検査をすると何がわかるのですか？

**A** 骨の強さがわかります。骨塩量（カルシウム）の値を測ることで、年齢、性別に応じた骨の密度を計測（定量）します。

**Q** 着衣は着たままで検査できますか？

**A** 腕やかかとでは着たままでもよいですが、検査部位は露出していただきます。腰椎で検査を行う場合は金属やボタンなどのない薄着1枚に着替えていただきます。

**Q** 時計やコルセット、湿布はしたままでもかまいませんか？

**A** 検査部位にかかる場合は外していただくことになります。

**Q** 先日、バリウムの検査をしたばかりですが、大丈夫でしょうか？

**A** 腰椎・股関節で検査をする場合は腸の中に残ったバリウムが正確な診断を妨げる場合があります。その場合は完全に排泄されるまで十分な期間をあけて検査をする必要がありますので主治医に確認します。手やかかとでの検査の場合にはまったく影響しません。

**Q** ＲＩ検査をしてきたところですが、問題ありませんか？

**A** 放射性医薬品投与後では測定値が低くなるという報告があります。腕で調べる場合は、体内にある放射性医薬品が十分に減衰するまで間隔をあけてから実施することをお勧めします。

**Q** 検査部位に骨折の既往がありますが問題ありませんか？

**A** 骨折の既往歴がある箇所では正常部位と比べて骨密度が変わってしまいます。腕で調べる場合は、骨折の既往歴のない反対側で検査することが望ましいです。

**Q** 腰、かかと、腕、手　どこで調べるのが一番正確なのですか？

**A** 測定法によって特徴があります。最も正確な定量は腰椎での測定と言われていますが装置が大がかりで費用も高く、時間もかかります。『骨粗鬆症の予防と治療ガイドライン』（骨粗鬆症の予防と治療ガイドライン作成委員会：2006年度版．2006．p19-21．）によると、下表に示すように、一重エックス線吸収法または二重エックス線吸収法が最も正確とされています。各種検査法の中では超音波を使った検査は正確性に欠けることが知られていますので、かかとでの超音波を用いた計測では骨塩量の多い少ないではなく、前回検査と比較して変わらないか、減少しているかの相対的比較のためとして利用されることが推奨されます。

骨量測定法の種類と精度、被ばく線量（上記文献を一部改変）

| 方　法 | 測定部位 | 精　度 | 被ばく線量 |
|---|---|---|---|
| 二重X線吸収法 | 腰椎、大腿骨、橈骨、踵骨 | 1～3% | 1～5 mrem |
| 一重X線吸収法 | 橈骨、踵骨 | 1～3% | 1 mrem |
| RA法（MD法） | 第二中手骨 | 1～2% | 5 mrem |
| QCT | 腰椎 | 2～4% | 50 mrem |
| PQCT | 橈骨 | 2～4% | 5 mrem |
| QUS | 踵骨（頸骨、指骨） | 3～4% | ― |

RA: Radiographic Absorptiometry
MD: Microdensitometry
QCT: Quantitative Computed Tomography
PQCT: Peripheral Quantitative Computed Tomography
QUS: Quantitative Ultrasound

mrem（ミリレム）

**Q** 造影 CT 検査施行後の検査に注意点はありますか？

**A** 腰椎・骨盤の検査だけでなく、前腕で測定するタイプの検査であっても造影 CT 直後では測定値が高めにでる可能性が考えられます。検査自体が決して緊急性を求められるものではありませんので、日を改めて検査するべきです。

## ● 検査中 ●

**Q** 検査中は動いてはいけないのですか？　またどのくらいの時間がかかりますか？

**A** 検査法によって大きく異なります。前腕であれば約 1 ～ 2 分、腰椎であれば 5 ～ 10 分が目安です。

**Q** 利き手と反対側の腕で測定するのはどうしてですか？

**A** 利き手は反対の腕よりも丈夫になりやすく、測定値が高い傾向にあるためです。

## 検査後

**Q** 検査の結果表はどう見たらいいですか？

**A** 診察時に担当の医師が説明します。

**Q** 以前に、私の骨はスカスカって言われたことがありますが、今回の測定結果もそうなっていますか？

**A** 今、解析中です。診察時に結果が出ますのでお待ちください。検査結果については主治医から説明いたします。

**Q** この測定結果は他院、他検査と比較できるのですか？

**A** 計測部位の違い、また同じ測定部位であっても測定法の違いなどにより測定結果が異なる場合がありますので、なるべく同じ施設で定期的に検査することをお勧めします。

**Q** 前回の検査から骨粗鬆症の薬を飲んでいますが、骨密度は高くなりますか？

**A** 骨密度を高くさせるのは難しいのですが、現状を保持するように努力しましょう。お薬だけに頼らず日常生活も重要です。また、嗜好品によっても影響されることがわかっています。医師に相談して指示に従ってください。

**Q** 検査結果の数値が低いとすぐに骨折してしまうのですか？

**A** 数値が低いということは骨の密度が低くなっているということなので、骨折しやすくなります。ただし、低いと必ず骨折するわけではありませんし、高ければ骨折しないわけではありません。日常生活の注意点について医師にご相談ください。

**Q** どのくらいの間隔で検査を受ければいいですか？

**A** 骨粗鬆症は女性に多い病気です。女性で50歳以上であれば年に1回程度の測定は予防の観点からも有用だと思われます。治療が必要であれば4ヶ月に1回程度は受けていただくことが多いです。

**Q** 骨密度を下げないための生活とは？

**A** 食事や運動、嗜好品の制限などの日々の生活習慣の改善が重要です。診察時に医師にご相談ください。

# ● 超音波検査（US・エコー）FAQ

● 検査前 ●

**Q** 超音波検査室の環境はどんな感じですか？

**A** モニターを見ながら観察しますので、検査室はやや暗めにして行います。

**Q** 超音波検査の目的と方法、所要時間を教えてください。

**A** 検査の目的は異常所見を見つけることです。方法はプローブと呼ばれる小さな装置を直接肌に当てて、モニターで観察しながら検査を行います。その際、専用のゼリーを検査の部位に広く塗ります。検査時間はおおむね10～30分程度です。

**Q** 前処置（絶食など）は必要ですか？

**A** 腹部超音波検査の場合、検査当日は絶飲絶食です。食事をしている状態では、食べたものや消化管ガスにより観察しにくく、病変を見落とす可能性が大きくなります。心臓や下肢、頸動脈、乳房、関節や軟部の超音波検査では前処置はありません。

**Q** 脱衣は必要ですか？（検査によっては検査する部分を露出すること。特に女性）

**A** 心臓の検査では上半身を、腹部の検査では腹部を露出して検査することになります。なるべく露出する範囲を少なくして検査をするようにはしますが、必要最小限での脱衣をお願いしています。

**Q** おしっこは溜めてないといけませんか？

**A** 腹部の超音波検査では膀胱の観察や、その奥の子宮または前立腺の観察も一緒に行う場合があります。その際は膀胱に尿が溜まっているほうが観察しやすいため検査前の排尿はできるだけ避けてください。腹部や膀胱、前立腺、子宮卵巣などの検査以外では逆に積極的に排尿を済ませてからのほうが検査途中での尿意を避けることができます。

**Q** 消化管の病気はわからないのですか？

**A** 疾患の種類や、進行状態の程度によって異なりますが、基本的に内視鏡検査やエックス線造影、CT検査のほうがより詳細に観察できることが多いです。

**Q** 超音波とエコーは違うのですか？　また超音波とは何ですか？

**A** 超音波とエコーは同じです。超音波は人の耳には聞こえない周波数帯域の音波です。病院では 2.5 〜 10 MHz の周波数帯を利用しています。気体中は伝わりにくいので肺・消化管の描出能は低く、また骨は表面で非常に強い反射波があります。

**Q** この検査で「がん」はわかりますか？

**A** 見つけやすいものもありますが、がんの種類、大きさ、特徴によってはそれが悪性なのか否かは超音波検査（1つの検査）だけで判断することは困難です。通常は他の検査を組み合わせることでより確かな診断につなげます。

**Q** 検査部位以外に診てもらうことはできないのですか？

**A** 医師の指示にて検査を行いますので、まずはこの検査を終了してから診察の際に担当医師にご相談ください。

## ● 検査中 ●

**Q** カラダに直接さわるのですか？（検査部位に直接プローブを当てること）

**A** 検査中は、検査部位にプローブと呼ばれる小さな装置を専用のゼリーと一緒に直接肌に当てて検査をします。圧迫の度合いによっては軽い痛みを伴う場合もあります。

**Q** 検査は痛いのですか？（ゼリーを塗ること・非侵襲性であること）

**A** 観察しやすいよう専用のゼリーを体表に塗って検査をします。少しヌルッとしますが、カラダには影響ないので心配ありません。また、検査終了後はきれいに拭き取ります。衣服についてもすぐに乾きます。服の着色や脱色の原因にはなりません。検査の目的部位付近に肌あれや傷などがあるようでしたら、事前にお知らせください。

**Q** 特別な呼吸が必要ですか？ 息を長く止めるのがつらいのですが

**A** 腹部超音波検査では呼吸停止を行っていただくことで臓器の観察がしやすくなります。可能なかぎりご協力をお願いいたします。ただし、辛くなった場合は、自分の判断で呼吸を楽にしていただいても結構です。心臓の検査でも呼吸を利用して観察できる範囲を広げることがあります。それ以外の部位では特別に指示のないかぎり、楽な呼吸をしていただいて結構です。

**Q** 検査中に会話をすることは可能ですか？

**A** 呼吸の指示などがないときは会話できますが、観察しにくくなることもありますので、必要最小限でお願いします。

**Q** この検査でどういったことがわかるのですか？

**A** 超音波検査は小さい病変（数 mm 程度の胆のうポリープなど）もわかります。また、疾患によっては CT や MRI より描出能が優れているものもあります。必要に応じて他の検査と併せて、より詳細な診断につなげます。最良な画像の提供を常に心がけて病気の発見に努めています。

**Q** 超音波はカラダに影響はないのですか？

**A** 一般に医療で使われている超音波の周波数帯は、人体に影響はないとされています。適切に管理されていますのでご安心ください。

# ● CT 検査　FAQ

## ● 検査前 ●

**Q** CT 検査はどんな検査ですか？

**A** CT 検査は、仰向けの状態でベッド（寝台）を移動しながら撮影する検査です。カラダの周りからエックス線を当て、カラダを通過したエックス線情報をコンピュータで解析し、連続した断層写真（輪切りの画像）を得ることができます。

**Q** この検査をすると何がわかるのですか？

**A** 臓器の形や大きさを観察することができます。ただし、病気の種類によっては、病気を見つけることができない場合もあります。

**Q** 着衣のままで検査できますか？

**A** アクセサリーや金属類のついた服、エレキバン、使い捨てカイロなど硬いものは、画像に影響を及ぼすおそれがあるため外していただきます。腹部撮影では、ズボンに付いているチャックやボタンも同様に画像へ影響を及ぼすため、脱いでいただきます（または、膝までズボンを下ろしていただきます）。

**Q** 検査前に食事制限はありますか？

**A** 造影剤を使用しない場合は、食事をしていただいても結構です。ただし、造影剤を使用する場合は、午前の検査は朝食を、午後の検査は昼食をとらないでください。検査の2時間前から食事をとらないでください。飲み物に関しては、水やお茶など飲んでいただいても大丈夫です（この対応は、施設により異なります）。

**Q** 検査時間はどのくらいかかるのですか？

**A** 検査室または脱衣室に入室してから撮影が終わるまでは、10～20分程度です。また、カラダの静止と呼吸を止めていただく時間は、20秒前後です。撮影方法によっては、撮影回数を増やす場合がありますので、検査時間が伸びることがあります。

**Q** CT検査とMRI検査はどう違うのですか？

**A** CT検査はエックス線を使い、MRI検査は磁場と電波を使ってカラダの中の画像を撮ります。それぞれ使うものが違うように、画像にも特徴があります。疾患の種類や診断・治療目的によって使い分けられます。

**Q** がんがあればどこの部位でもわかるのですか？

**A** 見つけやすい部位もありますが、がんの種類、大きさ、形によって見つけられないこともあります。また、胃や腸などの消化管は見つかりにくいと言われています。しかし、適正な撮影技術や知識を持って、最良な撮像で発見率の向上に努めています。

**Q** ペースメーカが入っていますが、検査を行っても大丈夫ですか？

**A** 主治医に確認いたします。お待ちください。

注）メドトロニック InSync8040 の植込み患者において、エックス線 CT 検査中に当該製品の部分的電気的リセットを引き起こした不具合事象が報告された。リセット発生時に早急な解除等の対応が実施されなかった場合に重篤な健康被害発生のおそれがあることから、添付文書の改訂を行うとともに、当該製品を扱う医療機関の医師、診療放射線技師等の医療関係者に対し注意喚起を行うこととしたものである。

添付文書の抜粋（使用上の注意）

【原則禁忌】当該製品の植込み部位へのエックス線 CT 装置によるエックス線照射は行わないこと［リセットを引き起こす可能性がある］。なお、診療上やむを得ず照射を行う際には、当該製品の植込み施設又は患者フォローアップ施設において、脈拍をモニターするとともに、プログラマーによりリセットの解除等を速やかに行える専門医等の立ち会いのもとエックス線照射を行うこと〔相互作用の項参照〕。

**Q** どうして造影剤を使うのですか？

**A** CT 検査で造影剤を用いることにより、臓器や病変の血流状態および特徴がわかり、より詳細な検査結果や情報を得ることができます。また、血管の大きさや形などを調べることもできます。造影剤を使用しなければ見つけられない病気があります。

**Q** 造影剤を使用してはいけない人はどのような患者さんですか？

**A** ヨードまたはヨード造影剤にアレルギーがある方や、甲状腺を患っている方は、造影剤を使用した検査を行えません。また、喘息や腎臓の機能低下、心臓など循環器の機能低下の方は、検査前に主治医と相談して使用するか判断します。また、一部の糖尿病薬を服用している方も主治医と相談して使用を決めます。

**Q** 造影剤の副作用は？

**A** 検査中や検査直後に生じるものと、検査後数時間から数日後に生じるものとがあります。ほとんどの副作用は、吐き気や熱感、じんましんなどの軽い症状です。しかし、まれに、血圧低下や冷や汗、呼吸困難などの副作用が生じることもあります。
・副作用の頻度約5％（軽・重症合わせて）
・失神、意識消失、呼吸困難などのショック、痙攣発作（0.1％未満）
・咽喉頭浮腫のアナフィラキシー様症状（0.1％未満）
・肺水腫、肝機能障害、腎不全（0.1％未満）

**Q** 造影剤の副作用で、多い症状はどのようなものですか？

**A** 顔のほてり、じんましん、咳、気分の悪化などがあります。

**Q** 糖尿病薬を服用していますが、造影 CT 検査を行っても大丈夫ですか？

**A**

糖尿病の薬の種類によって副作用が生じる場合があります。医師にご相談ください。ビグアナイド系糖尿病薬の添付文書に、"使用上の注意" として造影剤の相互作用が記載されています。

注）添付文書の抜粋（使用上の注意）

　　ヨード造影剤を用いて検査を行う患者において、本剤の併用により乳酸アシドーシス*を起こすことがあるので、検査前は本剤の投与を一時的に中止すること（ただし、緊急に検査を行う必要がある場合を除く）。ヨード造影剤投与後 48 時間は本剤の投与を再開しないこと。なお投与再開時には、患者の状態に注意すること。

ビグアナイド系糖尿病薬
　○一般名：メトホルミン
　　製品名：グリコラン錠（日本新薬）、メデット錠（アステラス製薬）、ネルビス錠（三和化学研究所）、メトホルミン塩酸塩錠（東和薬品）、メトリオン錠（大洋薬品工業）、メトグルコ錠（大日本住友製薬）

| 製品名 | 一般名 メトホルミン | 製品名 | 一般名 メトホルミン |
|---|---|---|---|
| グリコラン錠（日本新薬） | | メトホルミン塩酸塩錠（東和薬品） | |
| メデット錠（アステラス製薬） | | メトリオン錠（大洋薬品工業） | |
| ネルビス錠（三和化学研究所） | | メトグルコ錠（大日本住友製薬） | |

○一般名：ブホルミン
製品名：ジベトス錠（日医工）、ジベトンＳ腸溶錠（寿製薬）

| 製品名 | 一般名<br>ブホルミン |
| --- | --- |
| ジベトス錠（日医工） | |
| ジベトンＳ腸溶錠<br>（寿製薬） | |

＊乳酸アシドーシスの原因

　ビグアナイド系糖尿病薬は、主に肝臓の乳酸からの糖新生を抑制することで血糖を低下させる。通常はそれに応じて乳酸の代謝が増加し、乳酸値のバランスは保たれる。しかし、ヨード造影剤の投与により腎機能が低下した場合には、血液中の乳酸が排泄できずに血液が酸性状態となって乳酸アシドーシスが発現して（シナプス伝達が抑えられ中枢神経の活動が抑制され昏睡状態から）死亡する。

**Q** 小児喘息でしたが、造影検査は可能ですか？

**A** 今喘息の治療をしていなければ、造影検査は可能です。今治療中の場合は、注意が必要です。主治医と相談して検査を行ってください。

**Q** 妊娠をしていますが、検査をしてもいいですか？

**A** CT検査は被ばくを伴いますので、おなかの検査を行うと赤ちゃんも被ばくします。原則として検査はひかえていただきます。しかし、命にかかわる場合は、お母さんの診断を優先してCT検査を行うことがあります。

**Q** 腎機能が悪いと言われましたが、造影剤を使用しても大丈夫ですか？

**A** 主治医に確認をとりますので、お待ちください。
注）検査における有効性と造影剤における副作用の危険性によって判断が異なります。また、施設により、クレアチニン、e-GFR（推算糸球体濾過量）、製造メーカの添付文書等で検査施行の基準を設けている場合がありますので、必ず主治医に確認をするようにしてください。

## 検査中

**Q** 検査中は動いてはいけないですか？

**A** 動いているとぶれた画像となります。病気を見つけにくくなります。撮影中はなるべく動かないでください。

**Q** 検査中に気分が悪くなったらどうしたらいいですか？

**A** 患者さんの声は聞こえますので、我慢せずに声をかけてください。

**Q** 検査では息止めが必要ですか？

**A** 検査を行う部位によって息止めの指示があります。事前に説明いたしますので、検査中はその呼吸の合図に従ってください。

**Q** 造影剤を使用するCT検査はどのように行うのですか？

**A** 腕（肘から前腕）の静脈から針を刺して、造影剤を注入します。造影剤投与後はまれに副作用を伴います。ご気分などの様子をうかがって、問題なければ針を抜きます。

**Q** 造影剤がカラダの中に入ると、どのように感じるのですか？

**A** 人によって感じ方は異なりますが、一般的には心臓の拍動を強く感じたり、頭の先から足先までが温かく感じます（熱感）。

**Q** 息止めはどのくらいの時間ですか？

**A** 検査する部位により異なりますが、息止めの時間は 10 ～ 20 秒程です。また、検査の内容によって、それを数回繰り返すことがあります。

**Q** 造影剤による副作用が発生した場合の対応はどうなりますか？

**A** 医師、診療放射線技師やスタッフが、副作用を緩和するため迅速かつ適切な処置を行います。

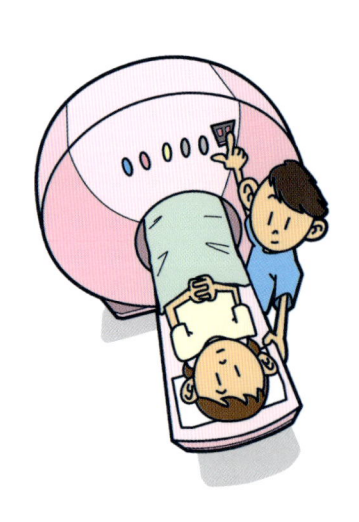

## ● 検査後 ●

**Q** 造影検査後に注意すべきことはありますか？

**A** 食事等、特に注意していただくことはありません。通常どおりの生活をしていただいて問題ありません。造影剤を使用した場合は、水分制限がなければ水分（お茶、ジュース、水等）をいつもより多めにとるようにしてください。造影剤は尿になって出ますので、安心してください。

**Q** 造影剤が皮下に漏れた場合はどのようにしたらよいのですか？

**A** 直ちに、炎症や刺激症状（痛みなど）を軽減させるため患部（血管外漏出した部分）を冷やします。その後、刺激症状が落ち着くか、ある程度冷えれば、吸収促進のため、お湯で温めたハンカチなどで患部を暖めてください。

**Q** 被ばくの影響はあるのですか？

**A** 診断に用いる放射線は患者さん本人のカラダに影響がないレベルです。また、使用する放射線量も低く設定していますので、心配しないでください。

**Q** 造影検査後、自宅で気分が悪くなったときはどうすればいいですか？

**A** まずは、主治医に連絡をしていただくか、近くの医療機関にご相談ください。その際に、CT検査で造影剤を使ったことをお伝えください。

# MRI 検査　FAQ

## ● 検査前 ●

**Q** MRI 検査と CT 検査の違いについて教えてください

**A** MRI 検査は磁場と電波を使い、CT 検査はエックス線を使ってカラダの中の画像を撮ります。それぞれ使うものが違うように、画像にも特徴があります。臓器や疾患の違いや診断・治療目的によって使い分けられます。

**Q** 安全な検査ですか？（カラダに影響や害はないですか）

**A** MRI は放射線を使わないので一般的には安全な検査と言われています。しかし、強力な磁場と電波を使いますので注意が必要です。担当する診療放射線技師の説明をよくお聞きになり、安全安心な検査を受けてください。ペースメーカや人工内耳を体内に留置された方は検査ができません（最近は、条件付きですが、MRI 検査対応可能なペースメーカや人工内耳が出てきています）。また、妊娠 14 週までの方は検査を控えていただきます。

**Q** 放射線被ばくの心配はないですか？

**A** MRI 検査は放射線を使用しない検査なので、被ばくの心配がありません。磁場と電波を使用しますが、医療現場で使用されている磁場と電波は人体に害がないとされています。

**Q** MRI 検査施行中には熱感、ピリピリ感があるそうですが？

**A** MRI 検査は強い磁場と電波を使用します。電波の影響で検査の中頃から後半にかけ徐々に暖かくなります。場合によっては汗をかくまで熱くなることもあります。磁場と電波の影響でカラダの一部がピリピリすることがありますが、カラダに害はないことが確認されています。いずれの場合でも検査中は動かないようにしてください。どうしても我慢できないときは、緊急ボタンを押してご連絡ください。すぐに検査を中断します。

**Q** 検査に対する絶対禁忌事項を教えてください

**A** 磁場と電波のもとで、ペースメーカ、人工内耳は異常が発生します。装着されている方は MRI 検査ができません。その他の体内金属類（インプラント）がある方も検査ができるかどうか確認が必要です。担当する医療スタッフに申し出てください。最近は、条件付きですが、MRI 検査対応可能なペースメーカや人工内耳が出てきています。

**Q** ペースメーカを装着していますが、検査できますか？

**A** ペースメーカを装着した方は、MRI 検査が原則禁忌です。しかし、条件付きですが、最近は MRI 検査対応のペースメーカが製品化されています。いずれの場合も主治医にご相談ください。

**Q** 体内金属類（インプラント）がありますが、検査できますか？

**A** 体内金属類（インプラント）がある方は、MRI 検査ができない場合があります。MRI を考慮して、最近は、MRI 対応のインプラントが作られています。いずれにしても、MRI 対応かどうか確認が必要です。担当する診療放射線技師にご相談ください。

**Q** 検査前に取り外す必要があるものを教えてください

**A** 腕時計、指輪、ヘアピン、めがね、入れ歯などの金属類、湿布やホカロンなどの貼り薬類、金属類（ファスナーやホック）がついた衣類などです。

**Q** 磁石タイプ入れ歯をつけていますが、検査できますか？

**A** 磁石タイプ入れ歯の磁石部を付けたままの MRI 検査はできません。磁石の吸着力が低下するおそれがあります。

**Q** 湿布を貼っていますが、大丈夫ですか？

**A** 水分を含んでいるため、発熱してやけどの恐れがあります。検査実施の前に取り外していただきます。

**Q** コンタクトレンズは外さないといけませんか？

**A** 外していただきます。

注）コンタクトレンズの添付文書のなかには、MRI検査時には外すように記載されているものもあります。
すべてのコンタクトレンズ装用者が添付文書の内容を理解して使用しているとはかぎりません。また、コンタクトレンズと眼球の間に細かい金属を含むゴミが入っていると、眼球を傷つけてしまう恐れもあります。したがって、現時点での対応としては「MRI検査時には、カラーに限らずコンタクトレンズ装用者はコンタクトレンズを外して検査を行うこと」が危険を回避することになります。安全安心が100％保証されない現状では、コンタクトレンズを外して検査することを強く推奨します。

**Q** 刺青（いれずみ）をしていますが、検査できるでしょうか？

**A** 刺青は、刺青の変色や火傷の危険性があります。検査を控えていただくこともあります。

注）MRI検査を実施する場合は、患者さんに十分に状況を説明し、納得の上、実施することがトラブル回避につながります。

**Q** 頭の検査なのに着替えなければならないですか？

**A** 衣類には、気がつきにくいですが、金属類が付いていることがあります。また、ポケットなどに金属類を所持していることに気づかず検査を行うケースも想定されます。そして、撮影する部位以外の金属類であっても画像に影響することがあります。一方、金属類は撮影中に発熱の原因になり、火傷の危険性があります。着替えをして安全な状態で検査を行います。

**Q** 食事の制限（絶食指示など）はありますか？

**A** 造影検査時は造影剤副作用の嘔吐を想定して、嘔吐物が気管支に入る危険性を回避することと、腹部・骨盤部検査時は腸管の動きを抑え画像の劣化を防ぐために、絶食をしていただきます。午前の検査は朝食を、午後の検査は昼食をとらないでください。

**Q** なぜ MRI 検査を行うのですか？

**A** 病気を見つけること、治療方法の決定、そして治療後の効果を診る、などのための検査を行います。カラダの臓器や病気は外からは見えません。検査をすることでカラダの中を切開することなく見ることができます。ご不明な点や心配事がありましたら、主治医に連絡をとりますので、ご相談ください。

**Q** MRI 検査をすればすべてがわかりますか？

**A** MRI 検査はすべてがわかる魔法の検査というわけではありません。MRI 検査以外の検査も同様で、各種検査の特長（利点・欠点）があり、病気によって適する検査があります。主治医により必要な検査が選択されます。一方、複数の検査結果を照らし合わせることでより詳細な診断につながります。

**Q** 腎機能が悪いのですが、造影検査はできますか？

**A** 造影剤は主に腎臓で代謝され尿として排泄されます。腎機能が悪いと異物である造影剤が排泄されずに体内にとどまります。造影剤禁忌の腎機能基準値が設定されています。まったく造影剤が使用できない場合は造影検査が中止となり、腎機能の程度によっては造影剤量を減らしたり追加で点滴をして検査をすることがあります。

**Q** RI 検査が同日に予定されていますが、一緒に検査ができますか？

**A** MRI 造影検査で使用する造影剤が RI の薬剤の代謝に影響する場合があります。MRI 検査ができるかを確認させていただきます。
RI 検査の Ga シンチは、MRI 造影検査後は 24 時間あけての実施が必要です。

## ● 検査中 ●

**Q** 検査時間はどれくらいですか？

**A** 検査室に入る時間は 20 ～ 30 分程度です。詳細な検査を行うために、撮像を追加したり、造影剤を注射する場合があるので、検査時間は延びることがあります。

**Q** 閉所恐怖症ですが、大丈夫ですか？

**A** MRI検査は、マグネットというトンネルの中で検査を行います。狭いところに入ることが苦手な方は、検査ができないこともあります。しかし、検査中は、緊急ボタンをお渡ししますので、不安や気分がすぐれないときは、直ぐに握って伝えることができます。安心して検査を受けてください。

**Q** 検査中の音がうるさいのですが、何の音ですか？

**A** 撮影をする際に、磁場と電波を発生させるMRI検査装置から出る音と振動です。音がしても心配いりません。耳栓やヘッドフォンをつけていただくなど、騒音対策をしています。

**Q** 造影剤による副作用について教えてください

**A** 造影剤などの薬剤には、アレルギー反応などにより、時に致命的な副作用が出ることが知られています。造影剤による重篤な副作用は非常にまれです。また、院内の体制も整えて検査を実施していますので安心して検査を受けてください。副作用の発生頻度は、軽度の副作用（吐き気、動悸、頭痛、かゆみなど）の場合、1%程度です。基本的に治療はしません。重い副作用（呼吸困難、意識障害、血圧低下）の場合、0.05%以下と言われています。きわめて重い副作用（アナフィラキシーショックなど）の場合、100万人に1人と言われています。造影剤の使用については、各薬剤の添付文書に従って対応します。

**Q** 目的とする部位から離れた部位を同時に撮像できますか？

**A** MRI検査は、目的臓器・部位を限定して細かく撮影する精密検査であり、一度に広範囲の撮影はできません。検査当日は主治医から依頼された部位の撮影を行いますので、別の部位については、次の診察時に主治医と相談してください。

**Q** 検査中は動いてはいけないのですか？

**A** 検査中に動かれますと画像がぶれたりひずんだりします。診断に役立つ検査をするために動かないようにしてください。気分がすぐれない、用事があるなどの場合は緊急ボタンを握って伝えるようにしてください。

**Q** 息止めはなぜ必要ですか？

**A** 腹部は呼吸で動いています。動いた状態では画像がぶれたりひずんだりします。息止めをし動きを止めて撮像することで、きれいな画像を撮ることができます。

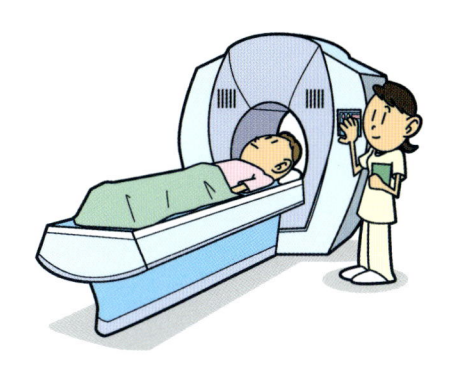

## ● 検査後 ●

**Q** 造影検査後に注意すべきことはありますか？

**A** 食事等、特に注意していただくことはありません。通常どおりの生活をしていただいて問題ありません。造影剤を使用した場合は、水分制限がなければ水分（お茶、ジュース、水等）をいつもより多めにとるようにしてください。造影剤は尿になって出ますので、安心してください。

**Q** 造影剤が血管外に漏出したときはどのようにしたらよいのですか？

**A** 直ちに、炎症や刺激症状（痛みなど）を軽減させるため患部（血管外漏出した部分）を冷やします。その後、刺激症状が落ち着くか、ある程度冷えれば、吸収促進のためお湯であたためたハンカチなどで患部を暖めてください。

**Q** 造影検査後、自宅で気分が悪くなったときはどうすればいいですか？

**A** まずは、主治医に連絡していただくか、お近くの医療機関にご相談ください。その際に、MRI 検査で造影剤を使ったことをお伝えください。

## 便利ノート

### 副交感神経遮断薬（鎮けい剤）の知識（添付文書より抜粋）

薬品名：ブスコパン（グルカゴン）。一般的に、ブスコパンを使用。禁忌事項のある場合はグルカゴンで代える。

薬　効：胃腸など消化器系臓器の運動は、副交感神経の命令によって亢進する。この神経の働きはアセチルコリンという神経伝達物質により強まるため、本剤はアセチルコリンをおさえることで、副交感神経の刺激を弱める（抗コリン作用）。その結果として、胃腸や胆管の運動がおさえられる。

禁　忌：ブスコパン（心臓疾患、緑内障、前立腺肥大、過敏症の既往歴患者）。グルカゴン（糖尿病、過敏症の既往歴患者）。

妊婦・産婦・授乳婦等への投与：妊婦または妊娠している可能性のある婦人には、治療上の有益性が危険性を上回ると判断される場合にのみ投与する［妊娠中の投与に関する安全性は確立していない］。

重要な基本的注意：
・まれにショックを起こすことがあるので、本剤の使用に際しては、救急処置の準備を行う。
・投与に際し、ショック発現を完全に防止する方法はないが、できるかぎり回避するために次の事項に注意する。患者の体調について、十分に問診を行う。
・注射後は、患者の状態を観察し、異常があれば直ちに救急処置を行う。
・眼の調節障害、眠気、眩暈等を起こすことがあるので、本剤投与中の患者には自動車の運転等、危険を伴う機械の操作に従事させないように注意する。

作　用：筋注にて、約15分間薬効が持続。

# ● 血管撮影　FAQ

## ● 検査前 ●

**Q** 血管撮影とは、どのような検査ですか？

**A** カテーテルという専用の細い管を血管内に挿入し、血管内の圧力を測定したり、造影剤を注入して血管を撮影することにより病気の診断をする検査です。検査部位や目的によって撮影方法や検査時間が異なります。治療を行う場合もあり、治療には長い時間がかかります。

**Q** なぜ、この検査を行うのですか？

**A** 狭心症や心筋梗塞、脳梗塞や動脈瘤など血管の病気の診断を行うためです。悪性腫瘍には血管がたくさん集まっているので、血管内に造影剤を流すことによって撮影することができます。また、腫瘍がどの血管から栄養を摂っているのかがよくわかります。狭くなった血管を広げるような治療や、腫瘍に栄養を送っている血管を詰めたりする治療を行う場合があります。

**Q** 検査はどれくらい時間がかかりますか？

**A** 検査の種類や方法、内容にもよりますが、血管の検査のみであれば30分から1時間程度です。その後、カテーテルを利用して治療を行う場合はさらに長い時間がかかる場合があります。予定時間より長くかかることもしばしばあります。

**Q** 痛みはありますか、つらい検査ですか？

**A** 太い針を静脈や動脈に刺すために、刺す部分の皮下に麻酔をします。この麻酔のときに痛く感じることがあります。針を皮膚から血管に挿入するときに、挿入部分が「強く押される」感じがします。検査寝台の上で大きく動くことができないので、動かないでじっとしていることが苦痛となるかもしれません。造影剤を注入して血管を映し出しますが、このときに造影剤を流す部分が熱く感じることがあります。例えばお腹の血管を撮影する場合には、お腹が熱く感じます。数秒でおさまりますので、心配しないでください。また、心臓の血管に造影剤を注入するときに「ドキドキ」する場合があります。かゆい部分がある、だるい部分がある、緊張するなど、気になることがありましたら気軽に周りのスタッフに声をかけてください。

**Q** 食事の制限はありますか？

**A** 検査前の食事を絶食にしていただく場合があります。検査前のお薬の服用など、スタッフが事前に説明いたしますので、その指示に従ってください。

**Q** 脱衣は必要ですか？

**A** カテーテルという細い管を挿入する部分を十分に広く消毒する必要があります。そのために、上半身や下半身を露出する必要があります。挿入部を消毒した後は滅菌した専用の布を「体」にかぶせます。検査室に行くときには簡単に脱衣できる状態になっていただきます。また、股関節の付け根（そけい部と言います）からカテーテルを挿入する場合は、陰部に専用の紙を張って清潔を保ちます。

**Q** 検査中はまったく動けないのですか？

**A** 体を滅菌した専用の布（滅菌ドレープ）で覆いますので、その上には手を出さないようにしてください。また、検査寝台が狭く落下防止の枠がないので、体を大きく動かさないようにしてください。

**Q** 検査の料金は、どれぐらいですか？

**A** 検査の種類や方法、使用する医療器材により変わります。支払額は、数万円から十数万円程度になると思います。正確な計算は担当課（医事課）で行います。詳しくお知りになりたい場合は、担当職員にお問い合わせください。

**Q** 放射線の被ばくは、どれぐらいですか？

**A** 検査による被ばくなどのリスクについては、患者さんの安全を第一に考え、検査に必要な最小限の被ばくで済むように考えています。エックス線を使って目的の血管を映し出しますが、目的部位に絞り込んで当てています。被ばくする量は一般的な胸部や腹部のエックス線撮影よりは多いですが、1回の検査でカラダに影響が出ることは考えられません。IVRというカテーテルを利用した治療を行う場合は、エックス線を当てる時間が長くなるため皮膚への影響が考えられます。検査や治療の進行状況と被ばくの量を確認しながら進めていますので心配しないでください。

**Q** 放射線を受けて、将来がんになりませんか？

**A** 血管撮影を頻回に行わなければ、放射線ががんを引き起こす可能性はきわめて低いことがわかっています。カテーテルによる治療を行う場合は、治療にかかる時間の延長とともに被ばく線量の増加が考えられます。しかし治療を行うことによる患者さんの利益が、被ばくによるリスクより十分に大きいと考えることができます。

**Q** 造影剤の副作用はありますか？

**A** 1〜2％の方で、皮膚に赤い発疹が出る場合や、かゆみが出る場合があります。また、気分が悪くなって吐き気がする場合もありますが、薬や注射などを使って対応します。検査中は医師や看護師、その他のスタッフがつきます。副作用が出た場合には、すぐに対処しますので安心してください。

**Q** なぜ、既往歴やアレルギーの有無、服用薬などを聞かれるのですか？

**A** 造影剤を使用できるかどうかを判断するためや、使用する場合に気をつけなければならない病気や薬があるためです。

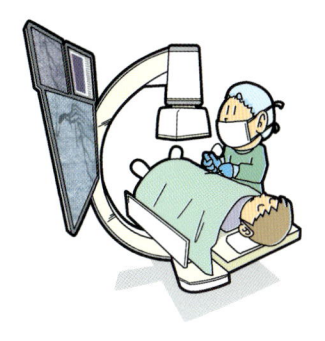

**Q** 検査によって障害などが起こりませんか？

**A** 血管撮影は血管内にカテーテルを挿入して行う検査なので、血管内にキズがついたり、カテーテルを挿入した部分に血の塊ができる場合があります。このようなことが起きても、医師をはじめとした各スタッフは適切に処置できるようにしています。不安なことや気になることがありましたら質問してください。ヨード造影剤という血管を映し出す薬を注入しますので、この薬による副作用が出る場合があります。血管内の治療（IVR）を行う場合は、検査・治療の時間が長くなることがあります。長時間放射線を受けた皮膚には、放射線被ばくによる障害が現れることがあります。ただし治療を行うことによる利益が、被ばくによる影響より十分に大きいと考えることができます。

## ● 検査中 ●

**Q** 検査の時間が長く、じっとしているのがつらいのですが、あとどれくらいかかるのですか？

**A** 検査の進行状況により、時間が延長することがあります（現時点での検査の進み具合や、具体的な時間を示すことができれば、医師に確認して患者さんに伝えるのがよいでしょう）。もし痛みがあるようでしたら、痛み止めを使うこともできます。
①血管の走行が複雑なため、時間がかかっているようです。
②細かい血管の検査を行おうとしているため、予定以上に時間がかかっています。つらいところはありますか。痛みがありますか。痛み止めが必要ですか。

上記①～②のいずれかを選択して活用してください

**Q** 撮影のときに呼吸を止めるのはなぜですか？

**A** 胸部や腹部を撮影するときは、呼吸により画像がぶれてしまうので、それを抑えるために呼吸を止めていただくことがあります。医師または診療放射線技師が合図をしますので、それに合わせて呼吸を止めてください。呼吸を止める時間は 10 〜 20 秒くらいです。

● 検査後 ●

**Q** 止血はどのように行うのですか？

**A** 検査が終了したら、カテーテルを抜きます。動脈に挿入したカテーテルを抜いた場合は、動脈の圧力が高いことと、血液を固まりにくくする薬（抗凝固剤）を使用しているため出血処置が必要です。止血するために長い時間挿入部を圧迫します。カテーテルを抜いた直後から 10 〜 20 分くらい、医師が挿入部位を手で圧迫して止血をします。その後、完全に止血するために、圧迫帯を使ってカテーテルを挿入した部位を長時間圧迫します。動脈は圧力が高く、拍動しているので出血しやすいための処置です。圧迫する時間は使用したカテーテルの太さや、使用した抗凝固剤の量、患者さん特有の血液凝固の程度により変わります。2mm（6 フレンチ）以上の太いカテーテルを使用した場合は 6 時間の圧迫とさらに 6 時間（計 12 時間）の安静が必要な場合がありますが、1.6 mm（5 フレンチ）以下の場合は、2 時間から 4 時間の圧迫と安静でよい場合もあります。詳しくは主治医や担当看護師におたずねください。

**Q** 検査後、食事はできますか？

**A** 検査が終わった後1時間様子を見ます。副作用などがないようであれば食事が可能です。検査や治療の方法によっては食事を制限させていただく場合もありますので、その場合は医師・看護師より指示があります。

## 便利ノート

○**カテーテルについて**：医療用に用いられるやわらかい管をカテーテルと言います。血管や消化管、胸腔や腹腔などに挿入し、体液の排出や薬剤・造影剤の注入・点滴などを行います。用途によって材質や太さ・長さがまちまちで、材質はゴム製やプラスチック製のもの、太さは1～10mm程度のもの、長さは数cm～2mほどのものがあります。バルーンカテーテルといって、カテーテルの先端に風船がつけてあり、これを膨らますことで治療などに使うものもあります。カテーテルの太さは「フレンチ」という単位で表され、3フレンチ＝1mmで換算します。

○**滅菌ドレープ**（覆布：おいふ）は不織布（ふしょくふ）にポリエチレンフイルムを貼り合わせ滅菌したもので、吸水性・防水性があります。首から下のカラダ全体と検査ベッド全体を覆うもので、使い捨て（ディスポーサブル製品）です。

○**血管撮影装置について**：エックス線を利用して体内の様子を映し出す装置で、血液の流れを映すことができるように連続した撮影が可能な装置です。1秒間に数枚の連続撮影ができます。また、心臓などを写す装置では1秒間に30枚ほどの撮影ができて、シネ動画のように映すことができます。複雑な血管の走行を調べるために、体のあらゆる方向から撮影する必要があります。そのため、エックス線を出す機器と受ける機器が大きなC型のアームで支えられていて、体の回りをさまざまな方向に移動できるようになっています。そのため、機器が顔や体に近づくことがあります。

# ● 口内法エックス線撮影
# （デンタル撮影） FAQ

● 検査前 ●

**Q** 検査の方法を教えてください

**A** 口の中に小さなフィルムや検出器（イメージングプレートなどフィルムに代わるもの）を入れて撮影をします。

**Q** この検査をすると何がわかりますか？

**A** 虫歯、歯槽膿漏などの歯周病や根管充填（神経を取ったあとに詰め物をする）後にきちんと充填できているかの確認、のう胞、炎症、腫瘍、唾石、骨折、歯の破折などです。

**Q** 検査時間はどれくらいですか？

**A** 1枚の撮影は2〜3分で終了します。口の中のすべての歯を撮影する場合には20〜30分程度かかりますが、カラダ（特に口）を静止していただくのは、数秒程度です。

**Q** 検査前に注意することはありますか？

**A** 特に注意することはありませんが、歯ブラシなどを口に入れたときに吐き気が起こりやすい（嘔吐反射と言います）場合は、撮影直前の飲食は控えてください。

**Q** 放射線の被ばくの影響はありますか？

**A** 他の部位にエックス線が当たらないように直径 6 cm 以下の筒で絞っています。体幹にはほとんど当たりません。放射線の量は必要最小限にしてます。

**Q** 入れ歯は外す必要がありますか？

**A** 入れ歯（特に金属がついているもの）は画像に影響を及ぼすので外していただきます。また、取り外しのできる矯正装置、上の歯の撮影の場合には眼鏡を、奥の歯の撮影の場合には大きなイヤリングやピアスも外していただきます。

● 検査中 ●

**Q** 検査中に注意することはありますか？

**A** フィルムなどの保持について指示をしますので、動かさないように保持をお願いします。また、フィルムだけでなく、ご自身も動かないようにお願いします。

**Q** 先日撮影したときは、防護エプロンをかけてもらわなかったのですが、大丈夫だったでしょうか？

**A** エックス線写真を撮影するときには、どんなエックス線装置でも防護エプロンがなくてもよいように、他の部位にエックス線が当たらないように直径 6 cm 以下の筒で絞っています。そのため、影響も無視できるレベルにあります。防護エプロンを使用するのは、患者さんの心理的な恐怖心を和らげることが主な目的ですが、散乱線を目的部位以外に当てないという目的もあります。しかし、散乱線の量はきわめて少ないので、それによるカラダへの影響は心配する必要はありません。なぜなら、散乱線の量というのは、われわれ皆が日常浴びている自然放射線と同じようなレベルの量しかないためです。逆に、エックス線撮影時に防護エプロンをすることで、「エックス線撮影というのは、鉛のエプロンをしなくてはならないほど危険なんだ！」という、間違えた解釈をしてしまう患者さんが出てくるという困った問題もあります。
（全国歯科大学・歯学部附属病院診療放射線技師連絡協議会ホームページ参照＊）

＊ http://jort.umin.jp/jort-doc/hibaku-faq.html

● 検査後 ●

**Q** 検査後に注意することはありますか？

**A** 特にありません。

**Q** 被ばくの影響はありますか？

**A** 歯科の撮影のみでなく、診断に用いる放射線量は体に影響があるレベルの量ではありません。使用する放射線の量は必要最小限にしてますので、心配する必要はありません。

**Q** 経過観察のために、反復してエックス線写真を撮ってますが、この先、カラダに影響はないでしょうか？

**A** ある病気の経過を観察するということは、その患部の予後がどうなっているのか、再発はしていないかなど絶えず注意して観察する必要があります。また、エックス線撮影してもカラダに影響するほどの被ばく量ではないので心配する必要はありません。
（全国歯科大学・歯学部附属病院診療放射線技師連絡協議会ホームページ参照＊）

**Q** パノラマエックス線撮影の後に、口内法エックス線撮影をしましたが、必要なのでしょうか？

**A** パノラマエックス線撮影では、歯を含んだあごの骨全体にわたって観察できます。しかし、パノラマエックス線撮影はその画像形成の原理から、口内法エックス線撮影ほど鮮明ではありません。そのため、実際に歯を治療するためには、特別に口内法エックス線撮影が必要になってくる場合があります。口内法エックス線撮影のみで済む場合には、パノラマエックス線撮影はしません。
（全国歯科大学・歯学部附属病院診療放射線技師連絡協議会ホームページ参照＊）

＊ http://jort.umin.jp/jort-doc/hibaku-faq.html

# パノラマエックス線撮影 FAQ

● 検査前 ●

**Q** 検査の方法を教えてください

**A** 立ったまま、または座った状態で顔の周りを装置が回転している間に撮影をします。

**Q** この検査をすると何がわかりますか？

**A** 歯槽膿漏などの歯周病、のう胞、炎症、腫瘍、唾石、骨折などがわかります。

**Q** 検査時間はどれくらいですか？

**A** 2～3分で終了します。カラダ（特に口）を静止していただくのは、10秒程度です。

**Q** 検査前に注意することはありますか？

**A** 特に注意することはありません。

**Q** 放射線被ばくの影響はありますか？

**A** この検査で使用するエックス線はスリット（細い隙間）で絞られて出てきますので、他の部位に当たる心配はありません。

**Q** 入れ歯はしたままで検査できますか？

**A** 入れ歯（特に金属がついているもの）は画像に影響を及ぼすので外していただきます。また、取り外しのできる矯正装置、眼鏡、ネックレス、ヘアピン、イヤリングやピアスなども外していただきます。

● 検査中 ●

**Q** 検査中に注意することはありますか？

**A** カラダ（特に口）を動かさないようにお願いします。

**Q** 防護エプロンは必要ないのでしょうか？

**A** エックス線は、スリット（細い隙間）で絞られて出てきます。そのため、影響も無視できるレベルにあります。防護エプロンをつけることによって、画像に影響が出る場合があります。

## ● 検査後 ●

**Q** 検査後に注意することはありますか？

**A** 特にありません。

**Q** 被ばくの影響はありますか？

**A** 歯科の撮影のみでなく、診断に用いる放射線量は体に影響があるレベルの量ではありません。使用する放射線の量は必要最小限にしてあります。心配する必要はありません。

**Q** 経過観察のために、反復してエックス線写真を撮ってますが、この先、カラダに影響はないでしょうか。

**A** ある病気の経過を観察するということは、その患部の予後がどうなっているのか、再発はしていないかなど絶えず注意して観察する必要があります。また、エックス線撮影してもカラダに影響するほどの被ばく量ではないので心配する必要はありません。
（全国歯科大学・歯学部附属病院診療放射線技師連絡協議会ホームページ参照*）

＊ http://jort.umin.jp/jort-doc/hibaku-faq.html

**Q** 口内法エックス線撮影の後に、パノラマエックス線撮影をしましたが、必要なのでしょうか？

**A** 口内法エックス線撮影は歯や歯周組織がパノラマエックス線撮影より鮮明に映ります。しかし、パノラマエックス線撮影では、口内法エックス線撮影では評価できない上の歯と下の歯の噛み合わせや顎骨の状態を全体にわたってよく観察することができます。治療して貰う歯が、その中のどの辺にあって、周囲とはどのような関係にあるのか、またその周囲がどのような状態になっているのかを観察する必要があるときに撮影します。パノラマエックス線撮影には、その他にも上下の顎骨や左右の顎関節までも展開されて写りますので、口腔領域の治療に先だって大局的な診断をしたり、治療計画を立てたり、患者さんとの話し合いの資料としての価値は、十分に高いと言えます。そのため、実際治療するためには、パノラマエックス線撮影が必要になってくる場合があります。パノラマエックス線撮影のみで済む場合には、口内法エックス線撮影はしません。
（全国歯科大学・歯学部附属病院診療放射線技師連絡協議会ホームページ参照*）

＊ http://jort.umin.jp/jort-doc/hibaku-faq.html

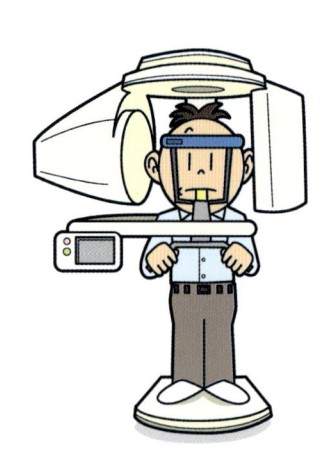

# 歯科用 CT FAQ

● 検査前 ●

**Q** 検査の方法を教えてください

**A** 座って（または立って）、顔の周りを装置が何回か回転している間に撮影をします。

**Q** この検査をすると何がわかりますか？

**A** 任意の角度から、① あごの中に埋まった歯、②歯の破折、③歯槽膿漏などの歯周病、④あごの中の病気（のう胞、炎症、腫瘍、唾石、骨折など）、⑤あごの骨の幅や高さ、がわかります。

**Q** 検査時間はどれくらいですか？

**A** 10～30分で終了します（画像を作成する時間が含まれます）。カラダ（特に口）を静止していただくのは、10～20秒程度です。

**Q** 検査前に注意することはありますか？

**A** 特に注意することはありません。

**Q** 放射線の被ばくの影響はありますか？

**A** 使用する放射線は範囲を絞って、放射線量もなるべく低くなるように検査しています、心配する必要はありません。

**Q** 入れ歯はしたままで検査できますか？

**A** 入れ歯（特に金属がついているもの）は画像に影響を及ぼすので外していただきます。また、取り外しのできる矯正装置、眼鏡、ネックレス、ヘアピン、イヤリングやピアスなども外していただきます。また、インプラントのための撮影の場合には、マウスピース様の器具を口に入れて撮影をする場合があります。

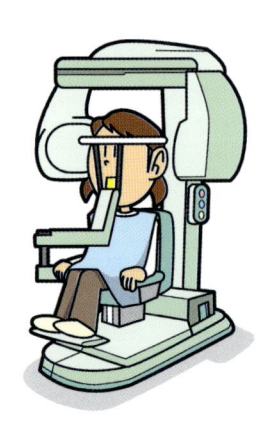

## ● 検査中 ●

**Q** 検査中に注意することはありますか？

**A** カラダ（特に口）を動かさないようにお願いします。

**Q** 防護エプロンは必要ですか？

**A** 撮影範囲を必要最小限にしていますので、基本的には防護エプロンをつける必要はありません。ただし、広い範囲を撮影する場合には、散乱線が他の部位に当たることが考えられますので、防護エプロンをつける場合があります。

## ● 検査後 ●

**Q** 検査後に注意することはありますか？

**A** 特にありません。

**Q** 被ばくの影響はありますか？

**A** 歯科の撮影のみでなく、診断に用いる放射線量はカラダに影響があるレベルの量ではありません。使用する放射線の量は必要最小限にしてありますので、被ばくの影響を心配する必要はありません。

# 核医学検査　FAQ

## ● 検査前 ●

**Q** 核医学検査をすると何がわかるのですか？

**A** 核医学検査は診断目的の臓器に集積しやすい放射性医薬品を注射したり飲んでもらい、放射性物質の集まり方や抜け方を観察します。この検査では各臓器の機能や血流の状態や病態などの診断を行います。

**Q** 他の検査（CT や MRI、US など）との違いはなんですか？

**A** CT や MRI、超音波検査は、主に形（位置）や大きさを調べています。核医学検査はおもに臓器の働き具合（機能）を調べます。放射性医薬品がどのような速さで、どこに・どれだけ集まってくるかを調べることで、病気の状態・形の異常が現れる前に診断できます。必要な検査を組み合わせて行うことで、病気の大きさや形や働きがわかります。その結果、治療の方針を決めたり、効果的な治療が行われているかを判断したりすることができます。

**Q** 放射性医薬品とはどのようなものですか？

**A** ラジオアイソトープ（放射性同位元素）を含む医薬品のことで、放射性医薬品基準によって規定されているものです。それらのラジオアイソトープが放出する放射線を用いて、病気の診断や治療を行うための薬剤です。

**Q** アイソトープとはなんですか？

**A** 自然科学においては、原子番号が同じで中性子の数が違う原子どうしを同位体＝アイソトープと言います。病院では通常、核医学検査で使用する放射性医薬品のことをアイソトープと言います。

**Q** 放射性医薬品の投与量（成人・小児を含む標準的投与量基準）はどのように決めていますか？

**A** 放射性医薬品は検査の種類や使用する製剤の違いにより用法および用量が定められているので、それを参考に患者さんの年齢、体重等を考慮して投与量を決定します。

**Q** ガンマカメラとはなんですか？

**A** 体内にはいった放射性医薬品から放出される放射線（ガンマ線）の分布と時間経過を画像化するために用いられる装置を、ガンマカメラ（またはシンチレーションカメラ）と言います。シンチレーションカメラとも言われていますので、検医学検査のことを「シンチ」という場合もあります。

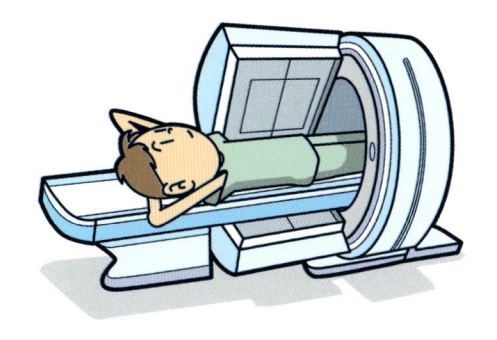

**Q** SPECT装置とはなんですか？

**A** 「SPECT」は、「Single Photon Emission Computed Tomography」の略です。日本語では「単一光子放射断層撮影」となり、病院では、通常"スペクト"と呼んでいます。ガンマカメラで多方向から放射線を検出し、その分布を断層画像（CTやMRI画像のように）にすることができる装置です。脳血管障害、心臓病、がんの早期発見に有効とされています。

**Q** 検査前にはどのような処置がありますか？

**A** 代表的な検査の前処置は下記のとおりです

| 検査名 | 前処置 | 前処置の目的 |
| --- | --- | --- |
| 骨シンチ | 検査直前に排尿 | 薬剤が膀胱内に集まるので、骨盤部の良好な撮影を行うために行います |
| ガリウムシンチ | 検査前日より検査食＋下剤 | 薬剤は便中に排泄されるので、腹部の良好な撮影を行うために行います（腹部の撮影がない場合は必要なし） |
| 脳血流シンチ | 特になし | ー |
| 心筋シンチ | 検査当日絶食 | 心臓以外に薬剤が集まるのを軽減するため |
| 腎レノグラム | 検査30分前に300ml程度のお水を飲んでいただきます | 利尿を促すため |
| 腎シンチ | 特になし | ー |

**Q** 着衣や金属はどのようにすればいいですか？

**A** 検査の種類、撮影部位により異なりますが、撮影範囲の金属は外していただきます。撮影部位によっては、検査着に着替えていただくことがあります。

**Q** 関心領域（ROI）とはなんですか？

**A** 画像上で、測定したい臓器や部位を取り囲むように領域を設定し、その領域の放射線カウントを計測したり、カウントの時間変化を時間放射能曲線として表示したりします。この領域を関心領域（ROI：ロイ）と言います。

**Q** 半減期とはなんですか？

**A** 放出される放射線量が半分になるまでの時間を半減期と言います。また、カラダの中に実際に存在する放射性核種の量が半分になるまでの時間を有効半減期と言います。核医学で用いる放射性核種は物理的半減期が10数秒から数日と放射性核種の中では比較的短いものを用いています。

**Q** 骨の核医学検査で何がわかりますか？

**A** 骨シンチという検査のことです。この検査に用いられる薬は、骨の代謝や反応が盛んなところに集まる性質があります。この性質を利用して、骨腫瘍や骨の炎症、骨折の診断ができます。

**Q** ガリウムシンチとはどんな検査ですか？

**A** この検査に用いるガリウムという薬は、腫瘍や炎症に集まる性質があります。この性質を利用して、腫瘍や炎症がどの部位にあり、どの程度進行しているのか調べます。悪性腫瘍が疑われるときや、高熱が続いて炎症の部位が判断できないときに行います。薬を注射して、2〜3日後に撮影を行います。撮影は、検査室のベッドに横になり、専用のカメラで撮影します。撮影時間は、30〜60分間です。

**Q** 心臓の核医学検査で何がわかりますか？

**A** 心臓は筋肉のかたまりで、カラダ全体に血液を送りだすポンプの役割をしています。心臓の筋肉（心筋）のどの部分の血液が足りないかを調べ、その心筋が治療で治る見込みがあるのかを調べます。

**Q** 脳の核医学検査で何がわかりますか？

**A** 脳は働きの異なる多くの部位から成り立っています。これらの脳の各部位における血流や代謝など、脳の局所の働き（機能）に異常がないかを調べます。

**Q** 肺の核医学検査で何がわかりますか？

**A** 肺塞栓症と言い、肺の毛細血管に血液を送る血管に血栓（血液の固まり）が詰まり、胸が痛くなったり息苦しくなったりすることがあります。核医学検査を行うことで、肺のどこに血栓があり、どのような治療をしたらよいかを調べます。

**Q** 腎臓の核医学検査で何がわかりますか？

**A** 腎臓は血液中の不要な成分をろ過する働きがあります。このろ過作用が正常に働いているか、ろ過の速さはどの程度かを調べます。

**Q** 甲状腺の核医学検査で何がわかりますか？

**A** 甲状腺は体調を維持する大切なホルモンを作っています。ホルモンを作る機能が活発すぎないか、または不足していないかを調べます。

**Q** 副腎の核医学検査で何がわかりますか？

**A** 副腎はホルモンの調整をしています。副腎の働きや、副腎に腫瘍ができていないかを調べます。

**Q** 核医学検査で子どもができなくなることはありませんか？

**A** 男性であっても女性であっても、核医学検査を受けたことが原因で子どもができなくなることはありません。

**Q** 核医学検査は子どもでも受けられますか？

**A** 核医学検査は、病気の子どもにとっても有用な検査として、一般的に広く行われています。

**Q** 核医学検査は妊婦でも受けられますか？

**A** 妊娠していると思われる女性の核医学検査は、できるだけ避けるのがよいとされていますので、事前にお伝えください。しかし、万一気がつかずに検査を受けてしまった場合も心配の必要はありません。

**Q** バセドウ病でアイソトープ治療を勧められました。どんな治療ですか？

**A** バセドウ病とは、甲状腺がホルモンを必要以上に作りすぎる病気です。バセドウ病の治療には、①抗甲状腺薬の服用、②アイソトープ治療、③手術があります。アイソトープ治療は、「放射性ヨウ素」というカプセル剤を1回内服することで、大きくて働きすぎる甲状腺を小さくして正常に戻す治療です。

**Q** 核医学検査ではどのような人が働いていますか？

**A** 主に検査を受けるときに働いているのは、医師、看護師、診療放射線技師です。医師は検査で使用する薬を選んだり、注射したり、最も有効な検査方法を細かく指示します。診療放射線技師は、適切な時間に、より正確に位置を突き止めて病気の診断に役立つ画像を撮影します。

## 検査中

**Q** 2回の検査の間はどのように過ごせばいいですか？

**A** 心臓シンチでは、2回検査を行うことがありますが、検査の間は、普段と同じ過ごし方で過ごしていただいてかまいません。力仕事や早足で歩くなど、心臓に負担がかかるようなことは控えてください。

**Q** 検査中は動いても大丈夫ですか？

**A** 検査中に動くと、画像がぶれてしまいますので、極力動かないことが大切です。しかし呼吸を止めて行う検査ではありませんので、呼吸は、普段どおり行ってください。検査の種類や撮影部位にもよりますが、動ける場合もありますので、動いてしまう前に、担当の診療放射線技師にお声をかけてください。

**Q** トイレに行きたい場合はどうすればよいですか？

**A** 検査の種類により、対応は異なります。途中でトイレに行ける検査もありますので、動いてしまったり、我慢の限界が来る前に、担当の診療放射線技師に声をかけてください。

## 検査後

**Q** 放射性医薬品にはどのような副作用があるのですか？

**A** 重篤な副作用は確認されていません。ごく少数の軽微な副作用、血管迷走神経反応、アレルギー等が報告されています。症状としては顔面紅潮、悪心、吐気、めまい、気分不良、皮膚発赤、発疹、そう痒感、脱力感、動悸、発汗などです。また、被ばくは伴いますが、国際放射線防護委員会の詳細な検討に基づいて、患者さんの利益ができるかぎり大きくなるように決められています。

**Q** 帰宅後は、どのように過ごしたらいいですか？

**A** 放射性医薬品を投与しているので、体内に放射性物質が存在しています。時間とともに減少しますし、一般的には問題となるほどの量ではありません。通常の生活を行ってもらってかまいません。

**Q** 検査後の授乳は避けたほうがいいのでしょうか？

**A** 核医学検査では母乳に放射性物質が混入する可能性があります。一定期間授乳は控えていただく必要があります。期間については、使用薬剤・検査によって異なります。核医学検査の担当者におたずねください。

# PET-CT 検査　FAQ

## ● 検査前 ●

**Q** PET-CT 検査をすると、何がわかるのですか？

**A** 核医学検査は、使用する薬により、さまざまな目的に利用されていますが、現在 PET-CT 検査といえば大半がブドウ糖代謝の指標となる 18F-FDG という薬を用いた「FDG-PET-CT 検査」です。CT 検査などでは「形」の異常を診るのに対し、PET-CT 検査では、ブドウ糖代謝などの「機能」から異常を診ます。臓器のかたちだけで判断がつかないときに、働きを見ることで診断の精度を上げることができます。PET-CT 検査は、通常がんや炎症の病巣を調べたり、腫瘍の大きさや場所の特定、良性・悪性の区別、転移状況や治療効果の判定、再発の診断などに利用されています。アルツハイマー病やてんかん、心筋梗塞を調べるのにも使われています。

**Q** 他の検査（MRI や CT・US など）との違いはなんですか？

**A** CT や MRI・超音波検査では主に形(位置)や大きさを調べていますが、核医学検査は主に臓器の働き具合(機能)を調べます。放射性医薬品がどのような速さで、どこに・どれだけ集まってくるかを調べることで、病気の状態・形の異常が現れる前に診断できます。必要な検査を組み合わせて行うことで、病気の大きさや形や働きがわかります。その結果、治療の方針を決めたり、効果的な治療が行われているかを判断したりすることができます。

**Q** 放射性医薬品とはどのようなものですか？

**A** ラジオアイソトープ（放射性同位元素）を含む医薬品のことで、放射性医薬品基準によって規定されているものです。それらのラジオアイソトープが放出する放射線を用いて、病気の診断や治療を行うための薬剤です。

**Q** アイソトープとはなんですか？

**A** 自然科学においては、原子番号が同じで中性子の数が違う原子どうしを同位体＝アイソトープと言います。病院では通常、核医学検査で使用する放射性医薬品のことをアイソトープと言います。

**Q** 放射性医薬品の投与量（成人・小児を含む標準的投与量基準）はどのように決めていますか？

**A** 放射性医薬品は検査の種類や使用する製剤の違いにより用法および用量が定められているので、それを参考に患者さんの年齢、体重等を考慮して投与量を決定します。

**Q** PET-CT装置とはどのような装置ですか？

**A** 全身を撮影でき細やかな位置情報を検出するCT装置（最近はより短時間で撮影できるマルチスライスCT）と、病巣部の機能を速やかに診断するPET装置を統合させた装置です。PET画像とCT画像を1台の装置で撮影することにより、1回の検査で両方の検査を行うことができ、また画像を重ね合わせることにより、高精度な診断が行える装置です。

**Q** PET-CT（ペット）検査とはどんな検査ですか？

**A** 陽電子（ポジトロン）断層撮影法と呼ばれる検査です。PET-CT検査で使用する薬は、陽電子と呼ばれる特殊な電子を放出します。この薬を注射し、体内に分布する様子を調べることで、カラダの中でのエネルギーの使い方、血液の流れなどを調べる検査です。

**Q** 着衣や金属はどのようにすればいいですか？

**A** 検査の種類、撮影部位により異なりますが、撮影範囲の金属は外していただきます。撮影部位によっては、検査着に着替えていただくことがあります。

**Q** 関心領域（ROI）とはなんですか？

**A** 画像上で、測定したい臓器や部位を取り囲むように領域を設定し、その領域の放射線カウントを計測したり、カウントの時間変化を時間放射能曲線として表示したりします。この領域を関心領域（ROI：ロイ）と言います。

**Q** PET-CT検査ではどの範囲を検査するのですか？

**A** 目的により若干異なりますが、基本的に頭頸部から大腿部までの体幹部全般を検査します。

**Q** 半減期とはなんですか？

**A** 放出される放射線量が半分になるまでの時間を半減期と言います。また、カラダの中に実際に存在する放射性核種の量が半分になるまでの時間を有効半減期と言います。核医学で用いる放射性核種は物理的半減期が10数秒から数日と放射性核種の中では比較的短いものを用いています。

**Q** PET-CT検査で、なぜがんがわかるのですか？

**A** がん細胞は、正常の細胞よりもブドウ糖代謝が盛んです。そのため、ブドウ糖に似せた薬である18F-FDGを静脈注射すると、がんの病巣に正常細胞に比べて3～8倍の18F-FDGが集積します。その分布を体外からPET-CT装置により画像化すると、がんの存在診断と同時に進行度もわかります。また、良性・悪性の鑑別、再発診断、原発不明がんの診断、治療の効果などもわかります。

**Q** 転移のがんもわかるのですか？

**A** がん細胞は転移しても、ブドウ糖の代謝が正常細胞に比べ活発なことから、がんの転移を発見するにはPET-CTが大変役に立ちます。

**Q** PET-CT 検査はがんの検査では万能なんですか？

**A** PET-CT 検査は万能ではありません。顕微鏡レベルでわかるような小さながんは発見できません。また、FDG という薬剤は炎症にも集まることから、がん以外の病気にも集積します。PET-CT 検査で異常があった場合、がんかどうかの確定診断のために、さらに他の検査が必要になることがあります。また、PET-CT 検査でも見つけることが難しいがんもあります。

**Q** 検査時間（受付〜会計まで）はどの程度かかりますか？

**A** 受付をしてから会計が終了するまで、PET-CT 検査のみの方は 3 時間程度です。

**Q** 検査前はどのようなことに注意する必要がありますか？

**A** 前日および当日の運動は避けてください。
検査予約時間の 4〜6 時間前は絶食でお願いします。
糖尿病の方は、さらに長い絶食時間が必要です。
検査当日、糖分を含まないお茶・お水などを飲んでいただきます。
検査当日の糖尿病薬およびインスリン投与は検査終了まで控えてください。
検査時の血糖値が高い場合、検査を中止することがあります。

**Q** PET-CT 検査による痛みや不快感はありますか？

**A** 検査薬剤（18F-FDG）を静脈注射するときに痛みがある場合があります。注射時以外に検査における痛み、不快感はありません。

**Q** 閉所恐怖症ですが、検査は受けられますか？

**A** PET-CT 検査では、ベッドに寝ていただいた状態で、ベッドごと装置のトンネルの中に入っていきます。したがって、閉所恐怖症の程度にもよりますが、検査を最後まで終えられない場合もあります。検査室に入る前から目隠しをしたり、医師と相談して抗不安薬を処方してもらって検査を行う場合もあります。閉所恐怖症の方は事前に、医師または診療放射線技師にご相談ください。

**Q** PET-CT 検査で子どもができなくなることはありませんか？

**A** 男性であっても女性であっても、核医学検査を受けたことが原因で子どもができなくなることはありません。

**Q** PET-CT 検査は子どもでも受けられますか？

**A** PET-CT 検査は、病気の子どもにとっても有用な検査として、一般的に広く行われています。ただし、検査中や検査前に安静にしていることが大切になりますので、安静が保てない場合には、眠らせて検査を行うこともあります。

**Q** PET-CT 検査は妊婦でも受けられますか？

**A** 妊娠していると思われる女性の核医学検査は、できるだけ避けるのがよいとされていますので、事前に主治医とご相談ください。

**Q** PET-CT 検査室ではどのような人が働いていますか？

**A** 主に検査を受けるときに働いているのは、医師・看護師・診療放射線技師です。医師は検査で使用するくすりを選んだり、注射を行ったり、最も有効な検査方法を細かく指示します。看護師は、注射を行ったり、患者さんの体調等に気を配っています。診療放射線技師は適切な時間に、より正確に位置を突き止めて病気の診断に役立つ画像を撮影します。

● 検査中 ●

**Q** 放射性物質は、どのように体内に入れるのですか？

**A** 放射性医薬品を腕などの静脈から注射をして、体内に取り込みます。

**Q** 検査の間はどのように過ごせばいいですか？

**A** 放射性医薬品の注射が終了してからは、待機室からなるべく動かずリラックスした状態でお待ちください。筋肉を使うと、注射した薬がカラダを動かす際の筋肉に集まってしまい、目的の臓器などが十分に写らなくなることがあるからです。待機時間中は、音楽を聴いたり、読書やゲームなども行うことはできません。
検査前の排尿を促すため、多めに水分摂取を行ってください。

**Q** 検査中は動いても大丈夫ですか？

**A** 検査中に動くと、画像がぶれてしまいますので、極力動かないことが大切です。しかし呼吸を止めて行う検査ではありませんので、呼吸は普段どおり行ってください。

**Q** 検査中にトイレに行きたくなったらどうすればいいのでしょうか？

**A** 検査室には患者さん1人しかおりませんが、検査室での声はマイクを通して聞こえるようになっていますので、声をかけてください。

## ● 検査後 ●

**Q** 放射性医薬品にはどのような副作用があるのですか？

**A** 重篤な副作用は確認されていません。ごく少数の軽微な副作用、血管迷走神経反応、アレルギー等が報告されています。症状としては顔面紅潮、悪心、吐気、めまい、気分不良、皮膚発赤、発疹、そう痒感、脱力感、動悸、発汗などです。また、被ばくは伴いますが、国際放射線防護委員会の詳細な検討に基づいて、患者さんの利益ができるかぎり大きくなるように決められています。

**Q** 被ばく量（本人）はどの程度受けることになりますか？

**A** PET-CT検査では、1回におよそ8～15 mSv（ミリシーベルト）の放射線被ばくがあります。放射性医薬品の投与量・撮影部位・体型・撮影装置などにより被ばく量の値は異なります。また、日常生活においても、1年間に約2.4 mSv（世界の平均値）の自然の放射線を受けています。

**Q** 帰宅後は、どのように過ごしたらいいですか？

**A** 通常通りの生活をしていただけますが、検査後24時間は微量の放射能が体内に残っているため、カラダから放射線が出ています。この放射線の量は約1時間50分ごとに半分・半分と減っていきます。したがって、検査後2～3時間は、乳幼児や妊婦との接触は避けたほうがよいでしょう。

**Q** 検査後の授乳は避けたほうがいいのでしょうか？

**A** PET-CT 検査では母乳に放射性物質が混入する可能性があります。検査後 24 時間の授乳は控えていただく必要があります（日本核医学会 PET 核医学分科会・編：FDG-PET がん検診ガイドライン．2012 改訂版*）。

＊ http://www.jcpet.jp/files/pdf/がん検診ガイドライン2012マイナー改訂版120910.pdf

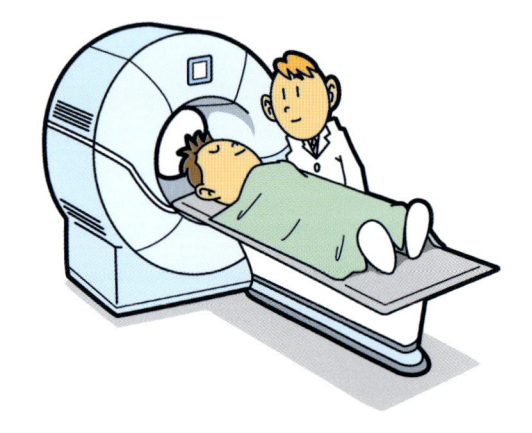

# 放射線検査説明に関するガイドライン

## ガイドラインについて

　このガイドラインは、平成22年4月30日の厚生労働省医政局長通知「医療スタッフの協働・連携によるチーム医療の推進について」（医政発0430第1号）を受け発足した公益社団法人日本診療放射線技師会放射線検査説明・相談促進委員会にてまとめたガイドラインである。

　本委員会では、全国の医療機関における放射線検査の説明や確認事項について、施設や個人によって、その内容、方法、程度にかなりの幅や差があること、また検査業務に追われ十分な説明や確認ができていない状況にある実態を踏まえて、すべての診療放射線技師が責任をもって説明や確認を実施し、国民一人ひとりが安心して放射線検査を受けていただくことを目的とし、医師、看護師、患者目線からの貴重な意見も反映させて策定したものである。

　本編については、単純検査、造影検査、MRI、核医学に分野分類し、それぞれ共通大項目として「1．検査概要」、「2．医療安全に係る確認事項」、「3．検査の質に係る説明」、「4．検査後の説明」を明記し診療放射線技師として最低限説明すべき項目を列挙するチェック形式としている。また、メディカルスタッフとして説明が望ましい事項についてもいくつか挙げた。

　上記をご理解いただき、患者の検査に対する理解度について幅と差があることと、実務的に検査説明にかけられる時間を鑑みてのガイドライン利用をお願いする次第である。

## ガイドラインの目的、対象、構成

　本ガイドラインは厚生労働省通知を受け、診療放射線技師の業務として基本ベースラインでの検査説明が行えること、説明責任を果たすことを目的としている。したがって、対象者はすべての診療放射線技師であり、特に検査説明マニュアル等の整備が十分でない施設を鑑みてまとめている。

# 「単純検査における説明ガイドライン」

〈単純撮影（非造影検査）領域〉
(※印は必須項目、他は必要に応じて追加する項目)

## 1．検査概要
1）目的について
・単純検査の必要性の説明を行い理解を得ること。ならびに良質な検査施行の協力依頼をすること。
※☐　検査名および検査部位についての確認と説明
※☐　診断上の必要性の説明

2）内容について
・可能なかぎり検査詳細の説明を行い理解を得ること。また、メディカルスタッフとしてできる概要説明をすること。
※☐　検査方法や体位（立位、臥位）、方向、回数等の説明
※☐　位置決め時に身体に触れる説明

3）時間について
・所要時間の説明と状況変化における検査延長の協力を依頼すること。
※☐　検査にかかる所要時間の説明
※☐　検査時に静止または呼吸停止する時間の説明
　☐　待ち時間についての説明
　☐　状況による検査延長の説明

## 2．医療安全に係る確認事項
1）個人認証について
・医療安全と個人情報保護を踏まえた個体認証の必要性と同意を得ること。
※☐　氏名の確認（名乗り、バーコード認証）および必要性の説明
　☐　既往歴の確認および必要性の説明

2）服薬、摂食について
・服薬の副作用に関する知識を幅広く備え、本人、カルテ等を確認し説明すること。
　□　服薬について
3）現在の状況
・可能なかぎり患者状況の把握をすること（患者観察やカルテ等の確認）。
※□　当日の体調および病状の確認（必要があれば主治医に連絡）

## 3．検査の質に係る説明

1）画質について
・検査の質に影響が有り得る事象の説明と理解を得ること。
※□　体動と呼吸停止の説明
　□　画像の障害陰影の説明（検査衣の必要性、最低限の脱衣や金属等の着脱）
2）再現性について
・検査の質に影響が有り得る事象の説明を行い理解を得ること。
　□　呼吸停止時の呼吸や換気の量や定期的呼吸の説明

## 4．検査後の説明

1）注意事項について
・検査後の日常生活も踏まえた注意事項の説明を行い理解を得ること。
　□　摂食、飲水についての説明
2）他検査等について
・メディカルスタッフとして可能なかぎり患者目線の説明や案内をすること。
※□　当日の他検査の有無の確認と案内

# 「造影検査における説明ガイドライン」

〈造影検査領域〉
(※印は必須項目、他は必要に応じて追加する項目)

## 1．検査概要
1) 目的について
 ・造影検査の必要性の説明を行い理解を得ること。ならびに良質な検査施行の協力依頼をすること。
   ※☐ 検査名および検査部位についての確認と説明
   ☐ 造影剤を使用する検査である説明（同意書の確認）
2) 内容について
 ・可能なかぎり検査詳細の説明を行い理解を得ること。また、メディカルスタッフとしてできる概要説明をすることが望ましい。
   ※☐ 検査方法や体位、方向、回数等の説明
   ※☐ 位置決め時に身体に触れる説明
   ☐ 滅菌覆布を体に被せることの説明、清潔区域の説明（血管撮影）
   ☐ 動脈にカテーテルを挿入して行う方法の説明（血管撮影）
   ☐ 動脈穿刺時の痛みの説明、その他の痛みなどの説明（血管撮影）
   ☐ 造影剤急速注入と、それによる熱感や失禁感の説明（造影CT、血管撮影）
   ☐ 体の静止および呼吸停止の必要性の説明と練習（造影CT、血管撮影）
3) 時間について
 ・所要時間の説明を行い理解を得ること。また、状況変化における対応をすること。
   ※☐ 検査にかかる所要時間の説明
   ※☐ 検査時に静止または呼吸停止する時間の説明
   ☐ 待ち時間についての説明
   ☐ 状況による検査延長の説明

## 2．医療安全に係る確認事項
1) 個人認証について
 ・医療安全と個人情報保護を踏まえた個体認証の必要性と同意を得ること。
   ※☐ 氏名の確認（名乗り、バーコード認証）および必要性の説明
   ☐ 既往歴の確認および必要性の説明
2) 服薬、摂食について
 ・造影に際し危険性を可能なかぎり除外するため、本人、カルテ、同意書等を確認

すること。
- ※□ アルコール消毒禁忌の確認
- ※□ アレルギーや薬剤禁忌、疾病禁忌の確認
- □ 摂食についての確認および必要性の説明

3）現在の状況
- ・可能なかぎり患者状況の観察と把握をし、緊急時の対応に備えること。また、状況による優先順位や検査回避の判断ができるようにすることが望ましい。
- ※□ 当日の体調および病状の確認（必要に応じて主治医に連絡）
- ※□ 妊娠または授乳中でないかの確認

## 3．検査の質に係る説明

1）画質について
- ・検査の質に影響が有り得る事象の説明を行い理解を得ること。
- ※□ 体動と呼吸停止の説明（質と危険性）
- □ 画像の障害陰影の説明（検査衣の必要性、最低限の脱衣や金属等の着脱）

2）再現性について
- ・検査の質に影響が有り得る事象の説明を行い理解を得ること。
- □ 造影時の一時停止時間や造影中の熱感に関する説明
- □ 呼吸停止時の換気量や定期的呼吸の説明

## 4．検査後の説明

1）遅発性副作用について
- ・遅発性副作用が存在することの理解を得ること。また、事後対応や連絡先について説明すること。
- ※□ 遅発性副作用の説明および連絡先の案内
- ※□ 摂食、飲水についての説明（迅速排泄の説明）
- ※□ 直後の患者状況の確認（確認後の抜針）

2）止血について
- ・止血の必要性（時間）の理解を得ること。また、スキンケアについて説明できることが望ましい。
- ※□ 止血時間および止血されない場合の説明
- □ 皮膚かぶれの確認および絆創膏着脱時の注意と説明

3）他検査等について
- ・メディカルスタッフとして可能なかぎり患者目線の説明や案内をすること。
- ※□ 当日の他検査の有無の確認と案内
- ※□ 抗コリン剤投与後の運転等に関する注意と説明
- ※□ 急激な便意に対する注意と説明

# 「MRI 検査における説明ガイドライン」

〈MRI 検査領域〉
(※印は必須項目、他は必要に応じて追加する項目)

## 1．検査概要

1）目的について
- MRI 検査の特殊性と必要性の説明を行い理解を得ること。ならびに良質な検査施行の協力依頼をすること。
  - ※☐ 検査部位と検査内容（単純・造影）についての確認と説明
  - ※☐ 体外・体内に所持する金属類等の確認と取り外しの必要性の説明（検査着に着替える）
  - ☐ 磁場と電波を使用していることを説明
  - ☐ 必要時には造影剤を使用することがあることを説明（同意書の確認）

2）内容について
- MRI 検査および検査室など特殊な環境の説明を行い理解を得ること。また、メディカルスタッフとしてできる概要説明をすることが望ましい。
  - ※☐ 検査のポジショニング時、身体に触れることがあることの説明
  - ※☐ 検査中は狭いトンネルの中に入り、大きな音と振動があり、時間の経過とともに熱感が出てくることの説明
  - ※☐ 検査中、ご協力いただく事柄の説明（動かないで静止する、必要時は息止めなど）
  - ※☐ 検査中の気分悪化や連絡はペイシェントコールで知らせ、我慢しないことを説明
  - ☐ RF コイルなど撮像器具を装着することを説明
  - ☐ 造影検査の際は、注射があることを説明

3）時間について
- 所要時間の説明と理解。また、状況変化においても対応できること。
  - ※☐ 検査にかかる所要時間の説明
  - ※☐ 検査時に静止または呼吸停止する時間の説明

□　待ち時間についての説明
　　　□　検査結果が出るまでの時間・日程
　　　□　状況による検査延長の説明

## 2．検医療安全に係る確認事項

1）個人認証について
・医療安全と個人情報保護を踏まえた個人認証の必要性と同意を得ること。
　※□　氏名の確認（名乗り、バーコード認証）および必要性の説明
　　□　既往歴の確認および必要性の説明

2）服薬、投薬、絶食、排尿・蓄尿、導眠について
・服薬、投薬に際しての安全性の確保を得るため、本人、カルテ、同意書等を確認すること。
　※□　服薬、投薬の実施の確認
　　□　アレルギーや薬剤禁忌、疾病禁忌の確認
　　□　アルコール消毒、禁忌の確認
　　□　絶食の必要性の説明とその確認
　　□　排尿の必要性の説明とその確認
　　□　蓄尿の必要性の説明とその確認
　　□　導眠の必要性の説明とその確認

3）現在の状況
・可能なかぎり患者状況を観察・把握し、緊急時の対応に備えること。また、状況による優先順位や検査回避の判断ができるようにすることが望ましい。
　※□　当日の体調および病状の確認（必要に応じて主治医に連絡）
　※□　妊娠または授乳中でないかの確認

4）禁忌事項
・MRI検査および検査室の特殊性を説明を行い理解を得ること。
　※□　ペースメーカ、人工内耳など生体維持装置の所持の確認
　　□　クリップ、ステント、コイルなど体内インプラントの所持の確認
　　□　造影剤の使用に係る確認（アレルギー、腎機能低下、喘息など）
　　□　抗コリン剤の使用に係る確認（前立腺肥大、緑内障、心臓疾患、不整脈、糖尿病…など）

放射線検査説明に関するガイドライン

## 3．検査の質に係る説明

1）画質について

・検査の質に影響が有り得る事象の説明を行い理解を得ること。

※□　画像の障害陰影の説明（金属類の取り外し、検査衣への着替えの必要性）

※□　体動と呼吸停止の説明（画像の質への影響）

2）再現性について

・検査の質に影響が有り得る事象の説明を行い理解を得ること。

□　呼吸停止時の呼吸や換気の量や定期的呼吸の説明

## 4．検査後の説明

1）検査直後

・検査直後の患者状態を観察すること。

※□　直後の患者状態の確認（確認後の抜針）

□　検査後の着替えなど必要事項の説明

2）遅延性遅発性副作用について

・遅発性副作用が存在することの理解を得ること。また、事後対応や連絡先について説明すること。

※□　遅発性副作用の説明および連絡先の案内

※□　摂食、飲水についての説明（迅速排泄のための説明）

3）止血について（造影検査の場合）

・止血の必要性（時間）の理解を得ること。また、スキンケアについて説明できることが望ましい。

※□　止血時間および止血されない場合の説明

□　皮膚かぶれの確認および絆創膏着脱時の注意と説明

4）他検査等について

・メディカルスタッフとして可能なかぎり患者目線の説明や案内をすること。

※□　当日の他検査の有無の確認と案内

□　事務処理事項の案内

□　抗コリン剤投与後の運転等に関する注意と説明

# 「核医学検査における説明ガイドライン」

〈核医学検査領域〉
（※印は必須項目、他は必要に応じて追加する項目）

## １．検査概要

１）目的について
・核医学検査の必要性の説明を行い理解を得ること。ならびに良質な検査施行の協力依頼をすること。
　※☐　検査名および検査部位についての確認と説明
　　☐　放射性医薬品を使用する検査であることの説明
　　☐　負荷薬剤の使用について説明（負荷検査の場合）

２）内容について
・可能なかぎり検査詳細の説明を行い理解を得ること。また、メディカルスタッフとしてできる概要説明をすることが望ましい。
　※☐　検査方法についての説明
　※☐　位置決め時に身体に触れる説明
　※☐　放射性医薬品注入時や負荷剤注入時の違和感の説明（当該検査の場合）

３）時間について
・所要時間の説明を行い理解を得ること。また、状況変化における対応をすること。
　※☐　検査にかかる所要時間の説明（放射性医薬品の投与・１回あたりの検査時間と検査回数・最終的な検査終了予想時間）
　　☐　状況による検査延長の説明（追加の撮影必要時）
　　☐　待ち時間とその理由についての説明（必要時）

## ２．医療安全に係る確認事項

１）個人認証について
・医療安全と個人情報保護を踏まえた個体認証の必要性と同意を得ること。
　※☐　氏名の確認（名乗り、バーコード認証等）および必要性の説明

□　既往歴の確認および必要性の説明
2）服薬、摂食について
・検査によって異なるため、本人、カルテを確認し、適切な説明をすること。
　※□　絶食の必要性の説明とその確認（当該検査の場合）
　※□　摂食についての確認および必要性の説明
　※□　ヨード制限の確認（当該検査の場合）
　　□　アレルギーや薬剤禁忌、疾病禁忌の確認（当該検査の場合）
　　□　排尿の必要性（最適検査を行うための前処置説明）
3）現在の状況
・患者状況を十分観察し、負荷検査時の容体の急変に対処できるよう事前に情報を収集し、緊急時の対応に備える。また、検査の緊急（優先）性と患者状況による検査回避の必要性を判断できるようにすること。
　※□　当日の体調および病状の確認（必要に応じて主治医に連絡）
　※□　妊娠または授乳中でないかの確認

## 3．検査の質に係る説明

1）画質について
・検査の質に影響が有り得る事象の説明を行い理解を得ること。
　※□　検査時間と体動・体位の説明
　　□　前処置の必要性の説明（当該検査において）
　　□　画像の障害陰影の説明（検査衣の必要性、最低限の脱衣や金属等の着脱）
2）再現性について
・検査の質に影響が有り得る事象の説明を行い理解を得ること。
　　□　体動・体位による検査結果の違いについて説明

## 4．検査後の説明

1）投与直後
- 遅発性副作用が存在することの理解を得ること。また、事後対応や連絡先について説明すること。
- 投与直後に検査を行わない場合は、今後の予定と前処置について説明すること。
- ※☐ 遅発性副作用の説明および連絡先の案内
- ※☐ 検査の今後の予定と前処置について説明

2）止血について（負荷検査の場合）
- 止血の必要性（時間）の理解を得ること。また、スキンケアについて説明できることが望ましい。
- 負荷検査では、通常以上に止血に時間がかかることを説明すること。
- ※☐ 止血時間および止血されない場合の説明

3）検査直後
- 患者状態の確認と副作用発生時の対応や連絡先について説明すること。
- ※☐ 直後の患者状態の確認（確認後の抜針）
- ☐ 体調不良時の対応方法と連絡先について説明
- ☐ 複数回検査の今後の予定と前処置について説明（当該検査において）

4）帰宅後の生活について
- 診療放射線技師として患者目線での放射能排泄・周囲への影響について説明すること。
- ☐ 放射性医薬品使用による帰宅後の生活について、不安解消を目的とする適切な説明

5）他検査等の案内
- メディカルスタッフとして可能なかぎり患者目線の説明や案内をすること。
- ※☐ 当日の他検査の有無の確認と案内
- ※☐ 検査結果の説明に関する案内

## 放射線検査による被ばく線量について

　放射線検査による被ばく線量の関心については、国民の不安要素だけでなく知識についても上がっていることはご承知のところである。本委員会においても説明・相談の観点から取り組むべき課題として討議を行ってきた。

　結論的に述べると、今回の放射線検査説明には含まないこととした。その要因として、今回のガイドラインは、すべての診療放射線技師が検査時に最低限説明する項目を纏めていること、実務的な運用観点からの必要性の可否、また正確な数値は施設毎で測定し把握することが望ましく幅があることと、この数値が独り歩きする危険が否めないことを鑑みた結果である。

　公益社団法人日本診療放射線技師会としてホームページにて"放射線被ばく個別相談センター"の開設や"放射線検査を安心して受けていただくために"等、行き届いた案内をしている。

　放射線検査説明において必要な場合は、適宜これらを参照いただきたいと思う。

　国民目線において求められる放射線検査説明については明確で十分な理解の上、安心・安全はもとより高質の医療提供が求められている。


## 終わりに

　このガイドライン作成にあたっては、実務的運用で活用いただきたい一心で纏め上げてきた。それゆえ、各施設にて操作室等の現場にてご使用いただくことをお願いしたい。

　放射線検査説明については、我々診療放射線技師一人ひとりが行う責任があることを自覚いただきたい。そして、このガイドラインが会員皆様の一助になり、全国民へ還元されることになれば幸いである。

　"あたり前の事を確実に、正確に伝えること"をお願いして終わりの言葉とする。

**放射線検査説明・相談促進委員会**（平成 23 年〜平成 25 年度）
委 員 長　　麻生　智彦（国立がん研究センター中央病院）
副委員長　　江端　清和（福井大学大学院）
委　　員　　木村　由美（日本診療放射線技師会）
　　　　　　谷口　正洋（京都大学医学部附属病院）
　　　　　　田村　正樹（東京医療センター）
　　　　　　平井　隆昌（国立がん研究センター中央病院）
　　　　　　村上　佳宏（苫小牧市立病院）

## 放射線検査説明の手引き
──検査説明書・FAQ・ガイドライン

価格はカバーに
表示してあります

2013 年 12 月 25 日　第一版 第 1 刷 発行

編　集　　日本診療放射線技師会 ©
　　　　　にほんしんりょうほうしゃせんぎしかい
発行人　　古屋敷　信一
発行所　　株式会社 医療科学社
　　　　　〒 113-0033　東京都文京区本郷 3 - 11 - 9
　　　　　TEL 03（3818）9821　　FAX 03（3818）9371
　　　　　ホームページ　http://www.iryokagaku.co.jp
　　　　　郵便振替　00170-7-656570

ISBN978-4-86003-445-0　　　　　（乱丁・落丁はお取り替えいたします）

本書の複製権・翻訳権・上映権・譲渡権・公衆送信権（送信可能化権を含む）は（株）医療科学社が保有します。

**JCOPY**　＜（社）出版者著作権管理機構 委託出版物＞

本書の無断複写は著作権法上での例外を除き，禁じられています。複写される場合は，そのつど事前に（社）出版者著作権管理機構（電話 03-3513-6969，FAX 03-3513-6979，e-mail: info@jcopy.or.jp）の許諾を得てください。